YOGA
FÜR ANFÄNGER

Das große Yoga Buch
für Einsteiger & Fortgeschrittene

Yoga lernen & entspannen

Inkl.
Hatha & Bikram Yoga
Pranayama Atemübungen
30 Minuten Workout
Übungen mit Bildern

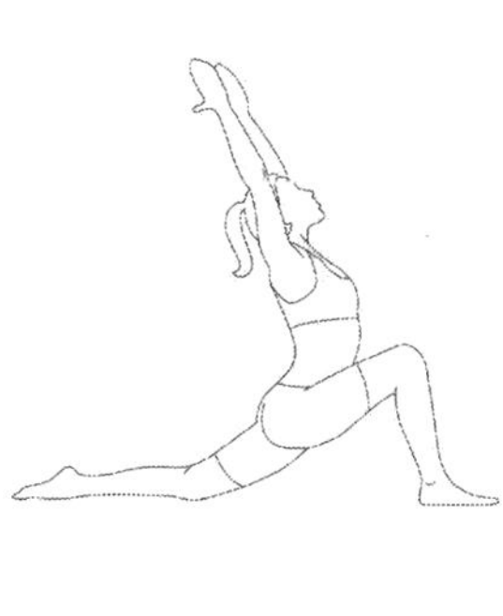

MY BALANCE

Inhaltsverzeichnis

Vorwort

In diesem Buch beschäftigen wir uns mit dem Thema „Yoga für Anfänger“. Yoga hat eine Tradition, die mehrere Jahrtausende zurückreicht. Das erste Mal wurden Yogis schon vor ca. 3.500 Jahren erwähnt. Andere Quellen sagen, dass es bereits vor 5.000 Jahren praktiziert wurde. Die Ursprünge entwickelten sich in Indien. In Europa verbreitete sich Yoga Anfang des 19. Jahrhunderts, als gebildete Herren anfingen für Indien zu schwärmen.

Eine Praktizierung über Monate bis Jahre hinweg hat positive Auswirkungen auf die Gesundheit. In den letzten Jahren hat sich Yoga immer mehr verbreitet und es haben sich viele verschiedene Stile gebildet. Es gibt zudem eine Vielzahl von verschiedenen Übungen, die zum Muskelaufbau, einer verbesserten Körperhaltung oder auch einfach nur zur Entspannung dienen. Auch Ihnen ist bestimmt schon einmal eine Form von Yoga begegnet, ohne dass sie dafür in ein spezielles Studio gehen mussten. Vielleicht war Ihnen gar nicht bewusst, dass im Park, in dem Sie spazieren gegangen sind, gerade Yoga praktiziert wird.

Yoga hat seit je her einen Bezug zu Spiritualität, Esoterik und Mantras. Das heißt allerdings nicht, dass Sie tief spirituell sein müssen, um mit Yoga beginnen zu können. In Studios werden Ihnen allerdings diese Themen begegnen, da schon die Bedeutung des Wortes beinhaltet, dass es um die Verbindung zwischen Körper und Seele geht. Auch hier gibt es wieder viele Möglichkeiten, beispielsweise kleine Studios, die gleichgültig gegenüber diesem Thema sind oder Stile, bei denen Spiritualität nur am Rande eine Rolle spielt.

Wie sich Yoga entwickelt hat, welche positiven Auswirkungen es auf Körper und Geist hat, welche Stile für Anfänger geeignet sind und welche Übungen für welche Körperregionen besonders hilfreich sind, erfahren Sie im Laufe dieses Buches.

In diesem Buch dreht sich nämlich alles um dieses Themengebiet. Erfahren Sie mehr über Yoga und seine Stile und probieren Sie es im Workout am Ende des Buches gleich aus.

1. Was ist Yoga?

Es ist schwer, Yoga kurz zu erklären, da es sehr viel umfangreicher ist, als das, was sich die meisten Menschen darunter vorstellen. Das Thema ist sehr komplex, wodurch es nicht einfach ist, Anfängern einen echten Einblick zu geben. Dieses Buch gibt ihn natürlich trotzdem und irgendwann werden Sie selbst den Kern des Yoga erfassen, egal, wie Sie an das Thema herangehen.

Dass viele Wege nach Rom führen, ist allseits bekannt, aber sie führen auch zum Kerngebiet des Yoga. Im Hier und jetzt zu leben. Im Alltag beschäftigen wir uns mit der Vergangenheit und der Zukunft. Wir denken darüber nach, was wir falsch gemacht haben könnten und was wir noch erreichen wollen. Dies ist allerdings keine Wahrnehmung, nur in der Gegenwart kann etwas gewahr werden. Das Pochen des Herzens, eine Ente, die vorbei watschelt, die Sonnenstrahlen, die auf der Haut kitzeln. Das bedeutet Wahrnehmung, die nur im Augenblick stattfinden.

Dies gilt in der östlichen Philosophie als Grund dafür, unglücklich zu sein. Es liegt kein Sinn darin, über die Vergangenheit nachzudenken oder sich um die Zukunft zu sorgen. Sie können die Vergangenheit nicht mehr ändern und keine Vorhersagen für die Zukunft treffen. Diese Gedanken verhindern, dass Sie sich mit dem Augenblick beschäftigen. Sie wandeln nicht im Jetzt, sondern in Ihrem eigenen Hollywood Blockbuster, egal ob das Genre Thriller oder ein Liebesdrama ist. Kennen Sie Ihr inneres Drehbuch? Wissen Sie, dass Sie durchgehend einen Dialog mit sich selbst führen? Falls nicht, schließen Sie Ihre Augen und betrachten Sie ein paar Sekunden, was Sie gerade denken.

Und? Was haben Sie gedacht? Hatten Sie Bilder im Kopf oder nur einzelne Wörter? Jeder denkt unterschiedlich und hat seine eigenen Themen, die sich in seinem Kopfkino abspielen und sich immer wieder wiederholen. Die einen suchen Fehler bei sich, andere halten sich für besser als der Rest. Wenn einmal der Abspann läuft und Sie Zeit haben, die Schönheit der Natur zu betrachten, haben Sie die Chance einen ruhigen und glücklichen Moment zu erleben und darin komplett zu versinken.

Daher ist es wichtig, richtiges Atmen zu lernen und Empfindungen für den Körper wahrzunehmen. Darauf können Sie immer zurückgreifen und nur das zählt noch. Es werden sich keine anderen Themen mehr in Ihren Kopf schleichen.

Yoga sind nicht nur die Übungen, die Sie auf der Matte ausführen, sondern es geht darum, Ihr Leben zu verändern. Nehmen Sie sich Pausen und nehmen Sie das Leben wieder besser wahr. Yoga ist wie ein Trainingslager, Sie werden sich selbst begegnen, ohne von irgendjemanden oder irgendetwas dabei gestört zu werden. Sein Sie einfach nur Sie selbst, es wird nicht nur Ihren Körper prägen, sondern auch Ihren Geist und Ihre Seele. Je mehr Sie Yoga praktizieren, desto leichter können Sie Ihr Kopfkino stoppen.

Wörtlich bedeutet dies Verbindung, Sie werden eine Vereinigung mit dem höchsten Bewusstsein erleben. Auch der Prozess der Energiebündelung wird als Yoga bezeichnet. Das Ziel der Bündelung der Lebenskräfte ist es, eine Einheit mit dem Göttlichen zu bilden, die in Wirklichkeit all das ist, was besteht, und mit dem wir ursprünglich schon immer verbunden waren. Wenn Sie diesen Zustand dauerhaft erleben, wird er als Erleuchtung bezeichnet.

Auf dem Weg dahin hat nicht jeder die gleichen Erfahrungen, die einen spüren ein körperliches Wohlbefinden, das durch die

Ausführung von Asanas oder Reinigungstechniken ausgelöst werden kann. Wenn gewisse Energien aktiviert werden und das innere Feuer entfacht wird, werden psychische Kräfte freigesetzt. Das kann für manch einen ein bisschen merkwürdig klingen, wenn der Grund für den Wunsch Yoga zu beginnen, in Rückenschmerzen liegt. Yoga hat ebenso das Potenzial Schmerzen zu lindern, da Sie in der Körperhaltung geschult werden. Welche Erfahrungen Sie erleben werden, hängt von den Übungen ab, die Sie ausführen. Es gibt viele Traditionen, in denen es verschiedene Ansätze und unterschiedliche Techniken gibt.

Gerade aufgrund dieser vielfältigen Möglichkeiten lautet der Rat oftmals, es einmal mit Yoga zu probieren, egal ob von Nackenschmerzen oder Burnout berichtet wird. Der eine macht Hot Yoga, der andere geht zur Mantra-Stunde, für jeden ist etwas dabei. Manche behaupten allerdings, dass Yoga nicht mehr den ursprünglichen Traditionen entspricht.

Ein weiterer Grund dafür, warum Interessierte nicht mit Yoga beginnen, ist, dass Sie der Meinung sind, nicht flexibel genug zu sein. Allerdings ist genau dies ein Grund dafür, mit Yoga zu starten. Zu Beginn ist kaum jemand beweglich. Mit den Jahren verbessert sich die Beweglichkeit immer mehr. Es geht beim Yoga aber auch nicht darum, die Zehen an die Nasespitze zu bekommen. Die gesteigerte Flexibilität ist natürlich ein schöner Nebeneffekt, der nach und nach eintritt. Yoga ist aber mehr als Dehnübungen, es geht darum zu erkennen, wo die körperliche Flexibilität aufhört. Wir müssen uns unseren eigenen Schwächen bewusst werden und akzeptieren, wer wir sind. Das ist eine sehr wichtige Lektion des Yoga, lernen Sie Demut. Es ist völlig in Ordnung, wenn Sie etwas nicht können.

Im Zusammenhang damit flexibel zu sein und Stärke zu zeigen, steht das Erkennen der eigenen Grenzen und damit umgehen zu können. Im Alltag werden wir immer wieder mit unseren eigenen Grenzen konfrontiert, da wir an andere nicht heranreichen oder uns nicht in deren Gebiet trauen. Auf der Yogamatte können wir unsere Schwächen erkennen und lernen, wie wir diese akzeptieren können. In einer anstrengenden Stunde gilt es ruhig zu bleiben, langsam an die Positionen heranzugehen und sich auch einmal Pausen zu gönnen.

Wer bisher im Leben immer schnell aufgegeben hat, kann durch Yoga erfahren, wie erfüllend es sein kann, sich langsam an die Grenzen heranzutasten und so zu lernen, wo diese tatsächlich liegen. Oft probieren wir neue Wege gar nicht erst aus, weil wir Angst haben, diese nicht bestreiten zu können. In der Yogastunde hilft oft eine Ermutigung, damit die Schüler eine neue Position ausprobieren. So erfahren sie Selbstvertrauen und werden mutiger.

Bei allen Übungen geht es darum, mit sich selbst ins Reine zu kommen und in einem freundlichen Ton mit sich selbst zu kommunizieren. Tasten Sie sich langsam an Ihre Grenzen heran, lernen Sie nicht zu früh aufzugeben und akzeptieren Sie die Grenzen, die Sie tatsächlich haben. Nehmen Sie das, was Sie auf Ihrer Yogamatte erleben, mit in Ihren Alltag. Die Veränderung beginnt in Ihrem Körper und breitet sich von dort aus auf Ihr gesamtes Dasein.

Demnach lernen Sie mit Yoga, die negativen Gedanken aus Ihrem Kopf zu vertreiben, das Hier und Jetzt bewusst wahrzunehmen und ein ausgeglichenes und zufriedenes Leben zu führen. Somit gewinnen Sie an Stärke, um auch einmal Krisen zu überstehen, die Ihnen immer wieder begegnen werden. Yoga ist ein Weg, um sich besser kennenzulernen, sich bewusst zu werden, dass die konstante Ausübung eine Veränderung von Körper und Geist bewirkt und dass dies auf alle Bereiche im Leben übertragen werden kann. Wenn Sie diszipliniert dabei bleiben, wird sich Ihr Selbstbild verbessern und Sie können eine tiefere Verbindung zu anderen Menschen aufbauen.

Bei all den guten Gründen brauchen Sie jetzt nur noch zu starten.

2. Die Herkunft und Geschichte von Yoga

Hier erfahren Sie mehr über die wesentlichen Meilensteine des Yoga.

2.1 Yoga der allerersten Stunde

Das erste Mal wurden Yogis vor ca. 3.500 Jahren in indischen Quellentexten erwähnt, damit ca. 1.500 Jahre vor dem Beginn unserer Zeitrechnung. Es wird dort von heiligen Männern berichtet, die meditieren und Atemübungen durchführen. Es gibt auch Darlegungen, in denen Zeichnungen von Menschen in Yogahaltungen als Beweis angeführt werden, dass Yoga schon sehr früh im Indus-Tal praktiziert wurde. Zudem gibt es seriöse wissenschaftliche Quellen, die Anhaltspunkte dafür haben, dass Yoga schon vor 5.000 Jahren in Indien betrieben wurde.

Egal ob Yoga 1.500 Jahre vor Christus von den nomadischen Stämmen der Aryas nach Indien gebracht wurde oder ob es zu diesem Zeitpunkt schon in Indien existiert hat: Die Weiterentwicklung der Übungen und der Anschauungen passierte auf alle Fälle in Indien.

Für die modernen Yogis ist vordergründlich der Aspekt wichtig, dass Menschen schon immer nach einem klaren Geist und Ruhe gestrebt haben. Ursprünglich geht die Geschichte des Yoga auf Religion und Philosophie zurück.

2.2 Die Erlösung ist das Verspechen des Hinduismus

Die Asketen versuchen schon seit Jahrtausenden auf verschiedene Arten, eine höhere Erkenntnis zu erreichen. Schon vor der Erwähnung in den Upanishaden und Veden gab es demnach eine Art Askese und Yoga: Eine aussichtsreise Möglichkeit zur Weltentsagung, Steuerung der Triebe und Selbsterkenntnis. Der Körper und Geist wurden damals folgendermaßen bewertet: Zu jener Zeit galt der Körper nur als Mittel der Erkenntnis, auf die noch zu Lebzeiten gehofft wurde. Die Experimente mit dem Körper, die auch schon mal Qualen bereiteten, waren ein akzeptables Instrument, um die Erlösung schon zu Lebzeiten zu erfahren. Angesichts von Schönheitsoperationen, die heutzutage viele über sich ergehen lassen, sollten wir uns die Frage stellen, ob wir uns seitdem wesentlich weiterentwickelt haben, um schon die Erlösung im Diesseits zu erfahren.

2.3 Spiritualismus in abgeschwächter Form

Im sechsten Jahrhundert vor Christus war Yoga in religiösen Ritualen enthalten, diese Form hat aber heute an Bedeutung verloren. Zwischen dem fünften und zweiten Jahrhundert vor Christus wurde in der Bhagavad Gita die „Hingabe an Gott“ gefordert, diese Tradition ist auch heute noch aktuell, allerdings in einer abgeschwächten Version und wird als „Hingabe an eine höhere Macht“ bezeichnet.

2.4 Die wichtigsten Formen: Pantanjali und Hatha Yoga Pradipika

Das klassisch-philosophische Yoga hat sich zwischen dem zweiten Jahrhundert vor Christus und dem zweiten Jahrhundert nach Christus entwickelt und geht auf den

Gelehrten Patanjali zurück. Er erklärte, dass das Ziel der Yoga-Praxis die Selbsterkenntnis sei. Er hat einen genauen Leitfaden, das Yoga-Sutra, entwickelt. Später entwickelte sich daraus eine eigenständige Methode, bei der sehr viel Wert auf Meditation und Konzentration gelegt wird: der achtgliedrige Pfad (Ashtanga).

Das Hatha-Yoga entwickelte sich aus den Texten von dem Yogi Swatmarama, in denen die „Hatha Yoga Pradipka" beschrieben wurden. Sie stellen den Körper in den Vordergrund, auch wenn immer noch die Tradition von Patanjali einfloss, die das Ziel hat, den Geist zu steuern. Die Grundlagen des Hatha Yoga Pradipka unterscheiden bereits 14 Körperstellungen. Auch die späteren Yogaschriften des Mittelalters und der Neuzeit konzentrieren sich auf Atemübungen, Kontrolle der vitalen Kraft, Reinigungstechniken und geistige Tiefe.

2.5 Hatha Yoga bedeutet auch Gewalt

Das Hatha Yoga ist heutzutage am erfolgreichsten, weil es nachvollziehbar ist, etwas Gutes für unseren Körper zu tun und ihn bewusst wahrzunehmen. Der Körper ist immer noch ein Instrument, aber um einen tieferen Einblick von der Welt zu erhalten, müssen wir ihn pflegen und ihn kontrollieren können.

Es gibt allerdings auch noch eine weitere Übersetzung von Hatha, die „Gewalt" bedeutet. Die Hatha Yogis interessierten sich seit dem Mittelalter für übersinnliche Kräfte und warben damit auch. Diese Kräfte konnten für kriegerische Zwecke instrumentalisiert werden. Die Schüler Gorakshanath, die dem mittelalterlichen Matsyendranath anhingen, haben die Ordensbewegung Shaiva Nath gegründet. Diese Naths waren als Söldner sehr begehrt und bewachten Handelswege des

Subkontinents oder ließen sich als regionale Freiheitskämpfer anwerben.

2.6 Paramilitärische Kämpfer und Asketen

Die Askesen wollten nicht nur Erleuchtung finden, sondern sich auf den Kampf vorbereiten. Sie sind schon seit Jahrhunderten weltweit als Soldaten aktiv. Die Entsagung hatte demnach machtpolitische Gründe. Die britischen Kolonialherren entwaffneten, sofort nachdem sie indischen Boden betraten, diese paramilitärischen Truppen. Wenn die Asketen arbeitslos geworden waren, wechselten sie in die Schaustellerei, in der sie sich mit grauer Asche beschmierten und auf Märkten bei dem Publikum für ihre Tricks Gaben erbettelten. Europäische Reisende empfanden die Enthaltsamkeitskünstler teils als eklig und teils mit neidvollem Schock. Dadurch dass muslimische Fakire beispielsweise solange ihre Fäuste ballten, bis Ihre Nägel ins Fleisch wuchsen, verbreitete sich die wundersame, fernöstliche Körperkontrolle, allerdings wurde auch der ursprüngliche Begriff des Hatha Yoga im wahrsten Sinne des Wortes beschmutzt.

2.7 Missionare und Yoga

Ende des 14. Jahrhunderts hat der portugiesische Seemann Vasco da Gama den Seeweg nach Indien entdeckt und eröffnete damit christlichen Missionaren den Weg, missionarisch in Indien tätig zu werden. Das Zentrum des asiatischen Christentums lag in Goa. Von dort aus wurde bis 1774 dafür gekämpft, dass die Inder Yoga nicht mehr ausübten, da diese als „hinduistisch“ und damit „teuflisch“ angesehen wurde.

Als Indien eine englische Kolonie war, galt Yoga nach wie vor als indische Tradition, die durch die Geltungen der anglikanischen Konfession ersetzt werden sollte.

2.8 Yoga in Amerika

Die Ursprünge des modernen Yoga liegen in Chicago. Im Jahr 1893 hat der gebildete Guru Swami Vivekannada, der aus Kalkutta stammte, eine Rede vor dem „Parliament of Religions“ gehalten und das amerikanische Publikum mit den Worten „Brüder und Schwestern“ begrüßt und für Yoga begeistert. Der Mönch war gar nicht eingeladen und in einer ockerfarbenen Robe gekleidet. Er erklärte, dass alle Religionen gleich waren, da jede zu Gott führte. Vivekannada überzeugte das Publikum und hielt danach auf der ganzen Welt Reden.

2.9 Yoga erlebt eine Renaissance in Europa

Das Bewusstsein eines Defizits war auch in Europa des 19. Jahrhundert der Grund dafür, dass Yoga eine Renaissance erlebte. Für viele war die christliche Religion unangreifbar. Anfang des 19. Jahrhundert legten gebildete Herren, wie die Brüder Schlegel oder auch Wilhelm von Humboldt, den Grundstein dafür, dass in Europa begonnen wurde, für Indien zu schwärmen. Unter den Intellektuellen musste auf einmal Saskrit studiert werden, um Anerkennung zu erfahren. August Wilhelm von Schlegel hat den ersten Lehrstuhl für Indologie gegründet und war vordergründig für diese Entwicklung verantwortlich, da er die Bhagavad Gita als Erster ins Lateinisch übersetzt hatte und diese zusammen mit der Devanagri-Schrift im Jahr 1823 veröffentlich hat. Das Hatha-Yoga, das sich auf den Körper konzentriert, tauchte 1930 in Europa auf. 1960 gab es schon sehr viel Yoga-Literatur und Sendereihen. Yoga wurde praktiziert, um ein gesundes sowie schlankes Leben zu führen, um konzentriert an die Herausforderungen des Alltags herangehen zu können.

30 Jahre später stand der Aspekt der Selbstfindung wieder mehr im Vordergrund. Die verschiedenen Körperstellungen wurden immer weiter präzisiert. Es gibt unzählige Linien der Traditionen und es haben sich viele Philosophien und Techniken entwickelt. Trotz all der neuen Strukturen, die sich über Jahrtausende entwickelt haben, ist der Kern des Yogas erhalten geblieben.

2.10 Yoga als indisches Nationalerbe

Die Wahrheit der Yogis in Indien hatte sich Ende des 19. Jahrhunderts ziemlich weit von der Sittenlehre entfernt, die in der Bhagavad Gita formuliert ist. Vivekannada war über seine Landsleute, die kifften und rückständig waren, beschämt. Er bereitete das Yoga so auf, dass keine schmutzigen und bizarren Assoziationen mehr vorhanden waren, und die Tradition im Westen gelehrt werden konnte. In Indien galt Yoga bei der Gesellschaft nur noch als eine Zirkusshow, die von ausgestoßenen Fakiren und Spinnern ausgeführt wurde. Vivekannadas Spruch, man könne Gott beim Football manchmal näher sein als in der Gita, wurde positiv aufgenommen, und er verschaffte Yoga als das Nationalerbe Indiens wieder mehr Respekt.

3. Die Vorteile und Wirkung von Yoga

Sie haben erkannt, dass Sie an Yoga nicht mehr vorbeikommen? Im Park sehen Sie Frauen im Stand des herabschauenden Hundes stehen, also den Kopf nach unten gerichtet und der Po zeigt nach oben? Sie sind neugierig geworden und wollen auch mit Yoga anfangen, fragen sich aber, ob es sich überhaupt positiv auf die Gesundheit und Ihren Körper auswirkt? Dann sei Ihnen gesagt, dass dies absolut der Fall ist. Wir stellen Ihnen die größten Vorteile vor.

Durch Yoga entsteht eine Verbindung zwischen Seele, Körper und Geist

In einer Yoga Übung werden unterschiedliche Körperstellungen für eine bestimmte Zeit gehalten. Die einzelnen Stellungen gehen fließend ineinander über. Das führt dazu, dass Sie innerlich ausgeglichen sind und eine bessere Balance bekommen. Zudem spielt die Atmung eine wichtige Rolle. Sie werden besser mit Sauerstoff versorgt, wenn Sie bewusst ein- und ausatmen. Dadurch werden Sie gelassener und dies wird Ihnen dabei helfen, den Blick zum Inneren zu richten.

Die Verbindung zwischen Yoga und Spiritualität

Müssen Sie einen Bezug zur Spiritualität haben, um Yoga ausführen zu können? Nein, das ist absolut nicht nötig. Jeder kann sich die Art und die Übungen raussuchen, die er am liebsten hat. Der Stil kann dabei bei jedem unterschiedlich sein.

Yoga hat in sehr vielen Bereichen positive Auswirkungen. Wir werden Ihnen hier vorstellen, für wen Yoga sinnvoll ist, was Yoga im Körper bewirkt und welche positiven Auswirkungen Yoga auf die Seele und den Körper hat.

3.1 Das benötigen Sie für Yoga

Das Gute an Yoga ist, dass Sie kaum teure Ausrüstung benötigen. Wir würden Ihnen allerdings ein paar Grundausstattungen, wie eine Yoga Leggins, einen Yogablock, ein Yogakissen und Yogatuch, empfehlen.

Wir stellen Ihnen im Folgenden 21 positive Auswirkungen von Yoga auf Körper, Geist und Seele vor.

Sie können Yoga zu jeder Zeit ausführen

Yoga kann immer und überall praktiziert werden, egal ob morgens als Start in den Tag, in der Mittagspause im Park oder abends im Bett, bevor Sie schlafen gehen. Die Tageszeit bestimmt, welche Auswirkungen die Yoga Übungen auf Ihren Körper und Ihren Geist haben.

Yoga Übungen am Morgen helfen dabei, die Muskeln in Schwung zu bringen und den Stoffwechsel anzufeuern. Am Abend lösen sich Verspannungen im Körper auf und Sie können den ganzen Stress des Tages vergessen.

Yoga kann von jedem praktiziert werden

Yoga kann von jedem ausgeführt werden, egal in welchem Alter, ob weiblich oder männlich. Auch wenn Sie ein Kind erwarten, können Sie Yoga betreiben. Entscheidend ist nur, dass Sie immer auf Ihren Körper achten. Nehmen Sie Ihre Grenzen wahr und akzeptieren Sie diese.

Genau darum geht es beim Yoga: Die Liebe zum eigenen Körper und sich mit ihm verbunden zu fühlen. Achtsam dafür zu sein, wo die eignen Grenzen liegen. Und darauf zu schauen, welche Körperstellungen einen gut tun und welche Sie besser nicht ausführen.

Egal welche Voraussetzungen Sie haben, Sie werden eine Übung für sich finden

Yoga kann sowohl von Fitness-Liebhabern praktiziert werden, aber auch von Menschen, die auf der Suche nach innerer Ruhe und Ausgeglichenheit sind. Es gibt so viele unterschiedliche Stile und eine Mischung aus diesen, dass sich jeder raussuchen kann, was ihm gefällt. Wenn Sie Entspannung suchen und die Verspannungen in Ihrem Körper lösen möchten, dann ist Yin Yoga das Richtige für Sie. Schalten Sie Ihr Handy ab und gönnen Sie sich eine zwanzigminütige Auszeit.

Für den richtigen Fluss benötigen Sie nur eine Matte

Sie können Yoga ohne jegliche Hilfsmittel ausführen, wir empfehlen Ihnen aber eine Matte und ein wenig Platz. Wenn Sie schon etwas länger Yoga praktizieren, können Sie Yoga-Blöcke benutzen. So können Sie einige Körperstellungen besser ausführen.

Doch dafür können Sie alternativ auch Kissen oder Bücher verwenden. Im Grunde benötigen Sie nicht einmal eine Matte. Sie können Yoga auch im Bett praktizieren. Das hängt vollständig von Ihren Vorlieben ab.

Fit von Kopf bis Fuß

Wie wirkt sich Yoga auf Ihren Körper aus? Yoga regt die Muskeln, Bänder und Sehnen im kompletten Körper an. Die Übungen trainieren viele Muskeln und werden dadurch aufgebaut. Sie können sich auch auf einen bestimmten Bereich des Körpers oder Muskelgruppen konzentrieren.

Es gibt Yoga-Stellungen, welche die Rückenmuskulatur stärken, andere unterstützen Sie dabei, dass Ihre Hüfte flexibler wird. Sie können auch Ihren Oberkörper kräftigen. Yoga bedient ein breites Feld.

Schärfen Sie Ihre Eingebung und hören Sie mehr auf Ihr Bauchgefühl

Wir reagieren zu oft rational auf Situationen, die uns im Alltag begegnen. Wir tun das, was uns unser Verstand sagt und ignorieren dabei unser Bauchgefühl. In der Komplexität der Welt finden wir keinen Raum, in dem wir unsere Intuition wahrnehmen.

Vor allem die Achtsamkeit unterstützt und dabei, die Intuition zu verbessern. Das ist wichtig, da wir mit dem Bauchgefühl bessere Entscheidungen treffen würden als allein mit dem Verstand. Der Bauch berücksichtigt das Unterbewusstsein, das dem Verstand nicht zur Verfügung steht.

Eine Vielzahl von Vorteilen durch Yoga und die Aktivierung von Energie

Teilweise fühlen wir uns sehr ausgelaugt, energielos und erschöpft. Erschlagen von alldem, was uns im Alltag erwartet. Spätestens jetzt ist der richtige Zeitpunkt, um die Matte auszurollen, das Handy auszuschalten und es weit weg von Ihnen zu legen.

Die Yoga-Körperstellungen, Atemübungen und Meditationen sind besser als ein kurzer Urlaub. Der Energielevel wird innerhalb von Minuten wieder aufgefüllt und der gesamte Stress wird abgebaut.

Yoga als Diät

Ihr Blut wird mit mehr Sauerstoff versorgt, indem die Körperstellungen mit einer bewussten Atmung kombiniert werden. Dadurch arbeiten die Niere, die Leber sowie die Verdauungsorgane besser. Die Entgiftung des Körpers läuft so besser.

Zudem verbessert die regelmäßige Ausführung der Yoga Übungen das Körpergefühl. Dadurch achten die meisten Yogis mehr auf Ihre Ernährung und ernähren sich somit gesünder. So werden Sie fitter und verlieren Ihre überflüssigen Kilos, die Sie bisher mit sich herumgeschleppt haben.

Mit Yoga fühlen Sie sich wohler

Es gibt Tage, bei denen uns der Stress übermannt. Das Essen in der Kantine hat nicht besonders gut geschmeckt. Wir fühlen uns unwohl und aus irgendeinem Grund ist uns die ganze Zeit übel.

Beim Yoga ist es nicht nötig, dass Sie mit dem Kopf nach unten schauen oder einen Handstand machen. Es gibt auch sanfte Stellungen, welche die Aktivität der Organe ankurbeln. So fühlen wir uns besser und aktiver.

Mit Yoga die Muskeln trainieren

Es ist nichts dagegen einzuwenden, mit Hanteln oder Kettleballs zu trainieren. Doch wer kontinuierlich Yoga Übungen ausführt, hat dadurch sehr viel mehr Vorteile. Der Aufbau der Muskeln geht zwar nicht so schnell von statten, sie werden dafür aber mit mehr Effektivität aufgebaut.

Das liegt an den Körperstellungen, die für mehrere Sekunden gehalten werden. Dadurch wird sowohl die Tiefenmuskulatur als auch die Muskelausdauer gestärkt. Sie werden zwar mehr Muskelkater verspüren, haben aber auch länger etwas davon.

Ihre Körperhaltung wird besser

Menschen, die viel am Schreibtisch sitzen, leiden oft unter einem verspannten Nacken. Die Schultern kippen nach vorn. Dadurch entsteht eine weniger attraktive Körperhaltung, welche unsere federleichte Einstellung und glänzende Ausstrahlung leicht überschattet.

Bei vielen Körperstellungen werden die Muskulatur des Rückens und des Oberkörpers trainiert. In den Stellungen soll die Muskulatur angespannt und wieder gelockert werden. Das führt automatisch dazu, dass der Oberkörper aufrecht gehalten wird und eine gesündere Körperhaltung erreicht wird.

Durch eine regelmäßige Praxis erreichen Sie mehr Flexibilität

Hat Yoga noch mehr positive Auswirkungen auf den Körper? Wie wirkt sich Yoga auf die Figur aus? Yoga macht den Körper beweglicher.

Sie werden sicher noch nicht nach einem Monat einen Spagat können, wenn Sie ihn nicht schon einmal konnten. Dafür brauchen Sie viel Übung und es erfordert Geduld. Doch Yoga hilft dabei, gelenkiger und flexibler im Körper zu werden. Durch die Übungen werden Steifheit vermieden und Verspannungen im Körper gelöst.

Der Hormonhaushalt kommt wieder ins Gleichgewicht

Ein weiterer Vorteil des Yoga ist es, dass eine Regulation des Hormonhaushaltes stattfindet. Die Ausführung der Körperstellungen regt die Drüsen an, welche für die Ausschüttung der Hormone verantwortlich ist.

Die Stellungen haben unterschiedliche Wirkungen. So wirkt die Nebenniere durch die Stellung des Kindes beruhigt. Damit wird der Ausschüttung des Stresshormons Cortisol entgegen gewirkt.

Das Immunsystem wird gestärkt

Yoga hat positive Auswirkungen auf die Gesundheit. Unser Körper muss häufig aufgrund von Stress eine Pause einlegen. Manchmal merken wir nicht einmal, wie ruhelos wir sind.

Sie können Stress und negative Gedanken dadurch abbauen, dass Sie bewusst atmen, meditieren und bestimmte Körperstellungen ausführen. Zudem hilft die Ausführung dabei, Ihren Körper zu entgiften, da der Brutkreislauf sowie das Lymphsystem angeregt werden.

Finden Sie Entspannung und Gelassenheit im Alltag

Wir leben in einer schnelllebigen Welt. Ständig bekommen wir neue Eindrücke. Wir meistern all die Impulse, die von außen kommen und denken dabei nicht daran, auch unseren Geist mal eine Ruhephase zu gönnen. Denn er ist es, der all diese Eindrücke filtert und gibt uns das Wesentliche weiter. Doch manchmal bricht alles über uns herein und wir fühlen uns überfordert. Die Praktizierung von Yoga und Meditation hilft Ihnen dabei, dem Alltag mit Gelassenheit zu begegnen und Ihre innere Ruhe wiederzufinden.

Yoga fördert die Konzentration

Yoga ist nicht nur eine Übung dafür, Ihren Körper in beeindruckende Verknotungen zu bringen. Während Sie im Yoga Fluss sind, richten Sie Ihren Fokus auch immer wieder darauf, bewusst zu atmen. Das fördert Ihre Konzentration.

Je öfter und ernster Sie Yoga ausüben, desto weniger Schwierigkeiten haben Sie dabei, zu erkennen, dass Ihre Gedanken gerade Karussell fahren. Sie können bewusst auf die Atmung achten, um sich wieder auf das Wesentliche zu konzentrieren.

Erreichen Sie mehr Balance im Leben

Eine konstante Ausführung der Yoga Übungen verbessert Ihre Balance im Inneren und äußerlich. Die Praxis unterstützt Sie dabei, den Einklang mit sich selbst zu finden, da Verspannungen gelockert werden und Sie erfahren, wie Sie Ihren Geist entspannen können.

Zudem trainieren Sie Ihren Gleichgewichtssinn und damit die körperliche Kraft, Beständigkeit und die Tiefenmuskulatur. Das hilft Ihnen dabei, auch schwere Körperstellungen zu halten und im Alltag ausgeglichener zu werden.

Im Hier und Jetzt leben

Schon beim Abendessen beschäftigen Sie sich mit der Kleiderwahl für den nächsten Tag. Bei einem Bad, das Sie entspannen sollte, denken Sie über das unerfreuliche Meeting nach, dass Sie am Vormittag haben. Ständig beschäftigen wir uns mit der Vergangenheit oder der Zukunft.

Es ist gut, den Blick zurück zu werfen oder an die Zukunft zu denken, dabei vergessen wir leider das Hier und Jetzt. Vor allem die Atemübungen helfen Ihnen dabei, das Hauptaugenmerk auf das Jetzt zu legen und diesen Moment komplett auszukosten.

Sich bodenständig und geerdet fühlen

Manchmal wissen wir einfach nicht mehr, wo uns der Kopf steht. Ein Wirrwarr aus Gedanken und der Stress des Alltags zerstören unseren inneren Frieden. Innerlich herrscht ein Chaos vor.

Gönnen Sie sich eine regelmäßige Ruhephase auf der Yogamatte, das wird Ihnen helfen, sich geerdet zu fühlen und das Chaos zu durchbrechen. Vor allem die Krieger

Körperstellungen fördern die Energien, die uns mehr Rast und Bodenständigkeit verleihen.

Das ideale Fitnessprogramm für Körper, Seele und Geist

Yoga bietet Ihnen ein komplettes Programm. Es ist ein Training für den gesamten Körper und Sie können Muskeln aufbauen. Die Körperstellungen helfen dabei, bestimmte Energiezentren anzuregen. Das hat positive Auswirkungen auf die Fitness.

Die Effektivität von Yoga wird letztendlich durch die Atemübungen und die Meditation erreicht. Durch einen fitten Körper, einen aufs Wesentliche konzentrierter Geist und innere Stabilität erreichen Sie ein ganz neues Level.

Gesteigerte Kreativität

Yoga enthält alle Vorteile der Meditation. Die Praxis der Achtsamkeit, die Konzentration auf die Atmung sowie einige Körperstellungen steigern die Kreativität.

Die Kreativität wird vor allem durch die Vorwärtsbeuge und die Kobra angekurbelt. Denken Sie bei den Körperstellungen stets daran, die eigene Schmerzgrenze wahrzunehmen und diese zu respektieren.

Fazit

Die gesamten Vorteile des Yogas können gar nicht aufgezählt werden. Wenn Sie die Yoga Übungen regelmäßig ausführen, werden Sie die positiven Auswirkungen auf Ihren Körper, Ihre Gesundheit, den Geist und das Wohlbefinden selbst erleben. Yoga ist sowohl Auszeit als auch Fitnessprogramm. Jeder wird den für sich passenden Stil finden. Es gibt demnach nur eine Schlussfolgerung: Praktizieren Sie Yoga.

4. Welches Yoga ist für mich geeignet?

Es gibt so viele Yogastile in Deutschland, dass Sie leicht den Überblick verlieren können, welcher für Sie der passende ist. Erfahren Sie hier mehr darüber, welcher Stil zu Ihnen passt.

Sie sind eher ungelenkig und haben keine guten Ausdauerwerte

Bei jedem Menschen nehmen Kraft, Gelenkigkeit und Ausdauer im Alter ab, aber sie können durch regelmäßiges umfangreiches Training erhalten werden oder sogar zurückgewonnen werden. Für Sie ist ein Stil richtig, der Sie aufbaut, Sie aber dabei keinerlei Druck verspürt. Bei Vini-Yoga richten sich die Übungen an die Voraussetzungen der Schüler, es kann sogar von Menschen ausgeführt werden, die leichte gesundheitliche Probleme haben, wie Rückenschmerzen oder Erkrankungen des Herz-Kreislauf-Systems.

So ähnlich verhält es sich auch beim Yoga der Energie, es hat seinen Ursprung im Frankreich der Dreißigerjahre und ist daher in seinen Bewegungen auf die Voraussetzungen von Menschen aus dem Westen konzipiert. Wenn Sie keine gute Kondition haben, aber viel Ehrgeiz mitbringen, sollten Sie es mit Kundalini-Yoga versuchen. Die Kursleiter ermuntern ihre Schüler, ihre Grenzen auszutesten, achten aber gleichzeitig darauf, dass diese sich nicht überfordern.

Sie sind für Esoterik und Mantras nicht zu haben

In diesem Fall sollten Sie überlegen, ob Yoga das Richtige für Sie ist. Schon die Bedeutung des Wortes „Yoga“ gibt

Aufschluss. Das Wort ist Sanskrit und bedeutet „Joch". Der Joch verbinden zwei Rinder vor einem Ackergerät miteinander, und so verbindet Yoga den Körper mit der Seele, damit sie beide zusammen zur Selbstverwirklichung kommen. Wenn Sie einzig allein nach Muskelaufbau und Herzschlagvolumen streben, fühlen Sie sich vielleicht im Fitnesscenter wohler.

Es gibt nur wenige Yoga-Stile, bei denen Spiritualität nur am Rande eine Rolle spielen. Das Bikram-Yoga ist eines davon, bei hohen Raumtemperaturen wird eine Serie von anspruchsvollen Übungen durchgeführt. Dazu gibt es noch ein paar kleine Yogastudios, die unabhängig von größeren Strömungen sind und gleichgültig gegenüber spirituellen Themen sind.

Ihnen ist die Spiritualität beim Yoga wichtig

Im Yoga läuft es immer auf die Haltung hinaus, dass alles eins ist, bei den Stilen unterscheiden sich nur die Ausdrucksformen. Das Jivamukti Yoga prägt einen veganen Lebensstil und ist bei Kampagnen gegen Pelze aktiv. Im Kundalini-Yoga erfahren Sie etwas über Karma und Wiedergeburt. Wenn Ihnen die Themen Ethik und Enthaltsamkeit wichtig sind, sind Sie beim Sivananda-Yoga richtig aufgehoben.

In jedem Yogazentrum wird Ihnen eine Variation dieser Themen begegnen, dadurch wird Yoga erst zum Yoga.

Sie sind auf der Suche nach körperlichen Herausforderungen

Wenn Sie verschiedene Stile des Yoga ausprobieren, werden Sie überrascht sein, was für ein breites Spektrum der Beanspruchung das Yoga zu bieten hat. Im Ashtanga-Yoga müssen die Schüler viel Kraft und Beweglichkeit mitbringen. Das ist sicher ein Grund dafür, warum es bei Männern sehr beliebt ist.

Wenn Sie Bikram-Yoga ausführen wollen, sollten Sie keine Probleme mit dem Kreislauf haben. Die Übungsserien werden bei 40° C ausgeführt und ist daher nichts für Menschen, die überhaupt nicht sportlich aktiv sind, da es auch durch die Bekenntnis, dass präzis geübt wird, anspruchsvoll wird. Beim Jivamutki-Yoga werden nicht nur hohe Erwartungen an die Schüler gesetzt, Sie werden auch im Kurs immer wieder intensiv verbessert. Falls Sie zum Schummeln neigen, sollten Sie lieber Monopoly mit Ihren Kindern spielen, da können Sie auch sitzen, wie Sie mögen. Im Gegensatz dazu fußt das Sivananda-Yoga auf einer indischen Tradition und wurde nicht an westliche Bedürfnisse angepasst. Unterschätzen Sie den Lotussitz nicht.

Ihnen ist die Ausbildung des Yoga-Lehrers wichtig

Sie können sich bei der Beurteilung einer Ausbildung an einer Zertifizierung orientieren, die in Deutschland durch den Berufsverband der Yogalehrenden (BDY) verliehen wird. Um dieses Gütesiegel zu bekommen, muss ein Yogalehrer mindestens 720 Stunden am Unterricht teilgenommen haben. Fragen Sie den Kursleiter, wenn Sie Probe trainieren, ob er von dem BDY anerkannt ist und beobachten Sie, ob der Trainer auf die Voraussetzungen seiner Schüler eingeht und die Übungen daraufhin ausrichtet.

Die Standards differieren bei den einzelnen Yogastilen. Beim Iyengar-Yoga muss bei der Ausbildung eine Serie von Prüfungen abgelegt werden, dementsprechend ist das Niveau sehr hoch. Im Jivamukti-Yoga korrigieren die Kursleiter intensiv und fußen auf eine robuste Ausbildungsbasis. Sie entspricht der amerikanischen Yoga Alliance, bei mindestens 200 Unterrichtsstunden gefordert werden.

Die Ausbildung im Vini-Yoga ist ebenfalls sehr anspruchsvoll. Sie dauert vier Jahre und die Trainer müssen regelmäßig Weiterbildungsmaßnahmen absolvieren. Nicht so festgelegt ist die Ausbildung bei Sivananda-Yoga, einige Kursleiter haben nur eine vierwöchige Schulung durchlaufen. Fragen Sie hier am besten, wie lange die Ausbildung gedauert hat und welche Inhalte sie hatte.

4.1 Hatha Yoga

Beim Yoga gibt es viele verschiedenen Richtungen, es gibt aber fast keine, die so bekannt ist, wie das Hatha-Yoga. In diesem Stil sind der Sonnengruß, die Kobra und andere ähnliche Übungen enthalten, die in der westlichen Gesellschaft mit Yoga assoziiert werden.

Hatha ist ein Wort aus dem Sanskrit. Dabei steht „ha“ für Sonne, Kraft und „tha“ für Mond, Stille. Das bedeutet, dass beim „Hatha-Yoga“ entgegengesetzte Kräfte vereint werden. Hier erfahren Sie, warum der Hatha-Stil sehr gut für Anfänger geeignet ist und welche Übungen von Ihnen ganz bequem im heimischen Wohnzimmer ausgeführt werden können.

4.1.1 Was ist Hatha-Yoga?

Hatha-Yoga ist der beliebteste Yoga-Stil im Westen und fußt auf drei Säulen: Körper, Meditation und Atem. Die Kombination aus Körperstellungen und Atemübungen soll die Flexibilität und Geduld verbessern und das Bewusstsein des eigenen Körpers stärken. Viele Menschen, die Yoga praktizieren, sehen darin nur eine Möglichkeit, Muskelaufbau zu betreiben und etwas Gewicht zu verlieren. Es geht aber um viel mehr als den reinen physischen Aspekt.

Beim Hatha-Yoga gibt es Übungen für jeden Fitnessstand und für jedes Alter, daher ist es gut für Anfänger geeignet. Anfänger sollten nicht gleich die schwierigen Übungen, wie zum Beispiel die Krähe versuchen, aber grundsätzlich gilt, dass jeder mit Hatha-Yoga starten kann.

4.2 Wissenswertes für Anfänger

Wenn Sie erfolgreich im Yoga sein wollen, benötigen Sie die richtige Einstellung. Sie müssen sich aktiv darauf einlassen, Ihren Körper und Geist ganz bewusst zu beobachten. Nur so können sich mit Yoga-Übungen Blockaden lösen und werden dauerhaft eine entspannende Wirkung auf Sie haben.

Dies wird aber unheimlich viele positive Effekte auf Sie haben. Die Durchblutung verbessert sich durch eine bewusste Atmung und Sie lernen im stressigen Alltag ruhig zu bleiben. Sie werden besser schlafen und Ihr Herzschlag wird sich beruhigen, so erhöht sich Ihre Stressresistenz.

Achten Sie als Anfänger vor allem auf Ihren eigenen Körper. Bemühen Sie sich von Beginn an, die Übungen sauber auszuführen und finden Sie bewusst heraus, wann Sie an Ihre Grenzen gelangen. Yoga ist kein Wettbewerb, bei dem es darum geht, besonders komplizierte Körperstellungen auszuführen. Wenn Sie dieses Wissen im Hinterkopf behalten, können Sie auch schon loslegen.

4.3 Flow-Übungen für Zuhause

Wenn Sie bei sich zuhause eine Yoga-Einheit durchführen möchten, benötigen Sie an sich nur eine Yogamatte oder eine Unterlage, die ähnlich konzipiert ist. Sie sollten bei den Übungen eine Kleidung tragen, die so locker sitzt, dass Sie darin ausschweifende Bewegungen ausführen können.

Yoga-Flow

Ein Flow bedeutet, dass die einzelnen Hatha-Übungen fließend ablaufen. Es ist zwar keine zwingende Voraussetzung für Ihre Yoga-Stunde, passiert meist aber ganz automatisch. Eine Yoga-Einheit besteht aus den drei Phasen Aufwärmen, Flow-Phase und zum Abschluss die Entspannung. Was müssen Sie sich darunter vorstellen?

Aufwärmen

Die Aufwärmphase ist wichtig, damit die Muskeln richtig auf die Kraftübungen vorbereitet werden. Zwei Übungen, die klassisch für das Aufwärmen fungieren, sind die Katze und Kuh und der Herabschauende Hund.

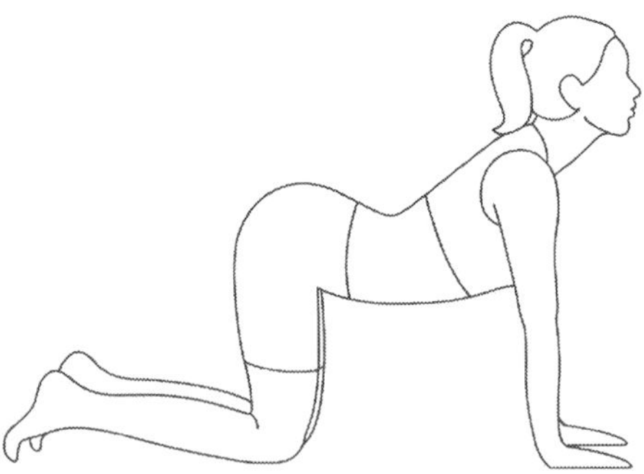

Übung 1: Katze und Kuh

Gehen Sie in den Vierfüßler-Stand und richten Sie Ihren Blick gerade nach unten. Machen Sie einen Katzenbuckel, wenn Sie einatmen. Ihre Wirbelsäule ist dabei rund und ist Richtung Decke gerichtet. Wenn Sie ausatmen, geht der Blick nach oben, dabei können Sie Ihren Rücken durchhängen lassen.

Wechseln Sie einige Atemzüge lang zwischen der Katze und der Kuh ab.

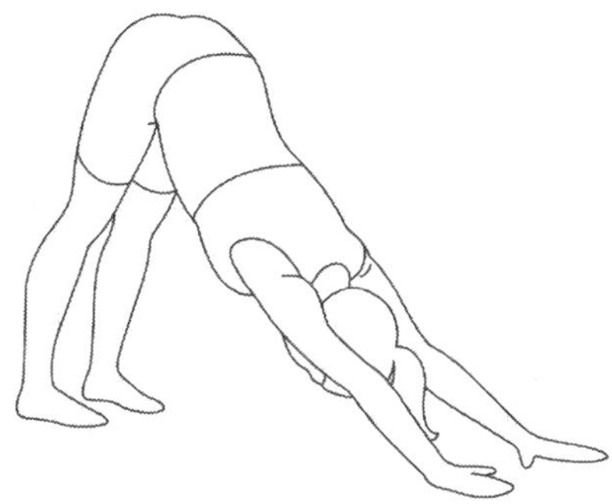

Übung 2: Abwärtsgerichteter Hund

Gehen Sie hierbei ebenfalls in den Vierfüßler-Stand und stellen Sie Ihre Zehen auf. Die Hände versetzen Sie ein wenig nach vorne. Drücken Sie Ihren kompletten Körper langsam nach oben, so dass er ein umgekehrtes V darstellt.

Suchen Sie nach einer angenehmen Position für sich und halten Sie diese für einige Sekunden. Kehren Sie danach zu der Katze und Kuh Übung zurück oder starten Sie mit den Flow-Übungen.

Flow-Ablauf

Sie können diese Übungen je nach Bedarf variieren oder ausbauen. Zudem ist es nur eine kleine Auswahl aus dem vielseitigen Training des Hatha-Yoga.

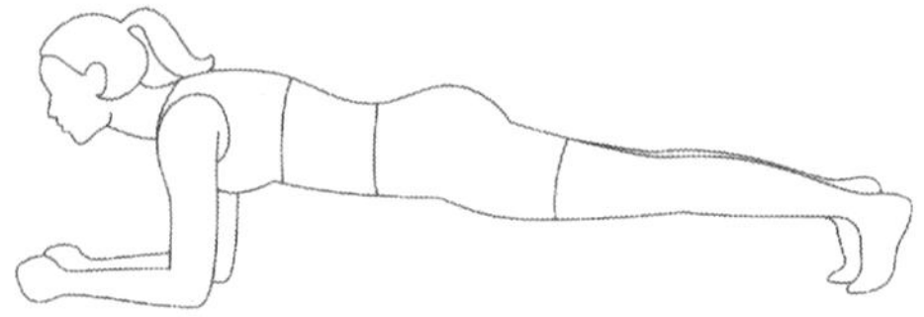

Übung 3: Plank

Auch hier gehen Sie in den Vierfüßler-Stand und stecken aus dieser Position die Beine nach hinten. Stellen Sie die Fußballen auf, um in die Liegestütz Position zu kommen. Der Kopf und die Füßen bilden dabei eine gerade Linie.

Spannen Sie Ihre Bauchmuskeln an und atmen Sie bewusst, dann wird Ihnen die Position leichter fallen. Sie brauchen nur ein paar Mal atmen und können danach wieder absenken.

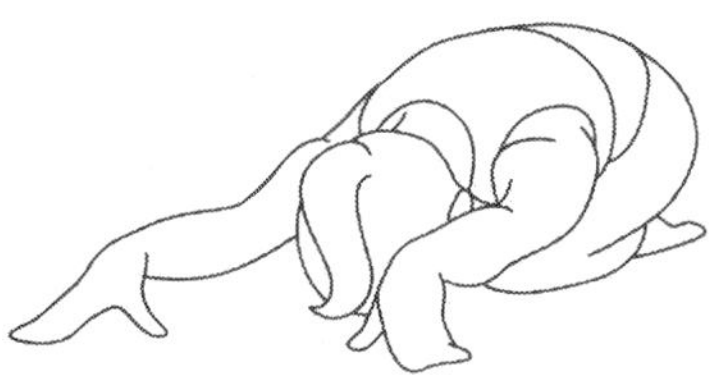

Übung 4: Das Kind

Sitzen Sie auf den Fußballen, um kurz zu erholen. Beugen Sie sich mit dem Oberkörper vorne über und richten Sie Ihre Arme nach vorne. Richten Sie den Blick nach unten und entspannen Sie kurz in dieser Position. Kehren Sie in den Vierfüßler-Stand zurück und danach in die des Herabschauenden Hundes. Aus der Position des Hundes, holen Sie die Füße aufeinander folgend zu den Händen vor, bis Sie mit beiden Beinen einen festen Stand haben. Richten Sie sich einmal kurz halb auf und beugen Sie sich danach wieder nach unten, so dass die Fingerspitzen hinunter zu den Füßen reichen.

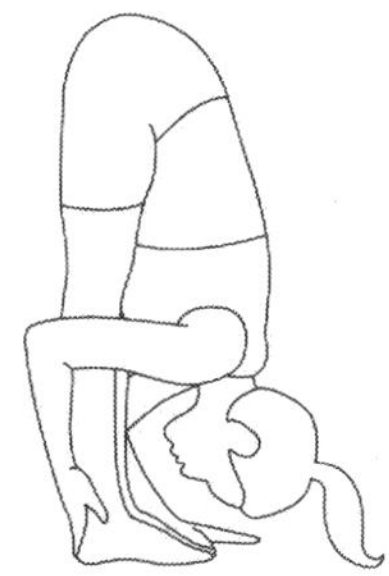

Übung 5: Vorwärtsbeuge

Ihr Oberkörper ist nach wie vor nach vorne gebeugt, beugen Sie jetzt Ihren Kopf so weit nach unten, wie es Ihnen möglich ist. Sie können Ihre Arme entweder vor dem Kopf verschränken, sie locker hängen lassen oder mit den Armen Ihre Unterschenkel umfassen. Atmen Sie ein paar Mal ein und aus und setzen Sie dann die Hände wieder auf den Boden ab. Anschließend gehen Sie zurück in den Vierfüßler-Stand.

Abschluss

Es gibt einige Abschlussübungen, die der Entspannung dienen. Die bekannteste von ihnen ist wohl „Savasana“, die auch als Leichenpose bezeichnet wird. Strecken Sie auf den Rücken liegend Ihre Arme und Beine seitlich aus. Ihre Füße sind nach außen gerichtet und die Handflächen nach unten. In völliger Entspannung nehmen Sie mindestens eine Minute tiefe Atemzüge.

Egal welche Flows Sie wählen und wie lange die Einheit dauert, Hatha-Yoga sorgt auf lange Sicht dafür, dass Sie entspannter und ausgeglichener sind. Sie werden sich sicher daran gewöhnen müssen, sich bewusst auf Ihre Atmung und die Bewegung zu konzentrieren, aber es wird sich sowohl für Ihren Körper als auch für Ihren Geist lohnen. Also, begeben Sie sich auf die Matte.

4.4 Bikram Yoga

Die Mischung des Bikram Yoga besteht aus 90 Minuten, einem heißen Raum und 26 Übungen. Der Name geht zurück auf den Begründer Bikram Choudhury. Aufgrund der Temperaturen wird es auch als Hot Yoga bezeichnet. Hier erfahren Sie etwas darüber, welche positiven Auswirkungen Bikran Hot Yoga hat, ob und auf welche Weise Sie damit abnehmen können und welche Übungen im Bikram Yoga praktiziert werden.

4.5 Hot Yoga

Hot Yoga ist nicht gleich Bikram Yoga. Das Bikram Yoga folgt festen Vorgaben: Die Einheit dauert stets 90 Minuten und umfasst 26 Übungen, die immer in derselben Reihenfolge durchgeführt werden. Die Körperstellungen sind folgendermaßen verteilt:

- 12 stehende Körperstellungen
- 7 liegende Körperstellungen
- 7 sitzende/kniende Körperstellungen

Zudem sind noch zwei Atemübungen enthalten, die genauso zu einem festen Zeitpunkt ausgeführt werden. In einem Yoga-Kurs hängen an den Wänden großflächige Spiegel, so dass Sie Ihre Körperhaltungen selbst kontrollieren können.

Im Bikram Yoga sind auch liegende Übungen eingebaut.

Die Bezeichnung „Hot“ kommt daher, dass die Raumtemperatur bei 40° C liegt und die Luftfeuchtigkeit mindestens 40 Prozent beträgt. Beim Bikram Yoga werden Sie ordentlich schwitzen, nutzen Sie daher unbedingt eine rutschfeste Yogamatte.

Bei diesem Yoga-Stil wird mehr auf die Fitness geachtet statt auf die Spiritualität. Das liegt daran, dass der Gründer Bikram Choudhury diese Form des Yogas nach einer Sportverletzung zusammen mit seinem Yogalehrer entwickelt hat. Hierdurch konnte er innerhalb von sechs Monaten regenerieren.

Dennoch sollen die Teilnehmer des Bikram Yoga lernen, auf ihren Körper zu achten und eine Verbindung zu ihm aufzubauen. Wenn es nötig ist, können Sie das Bikram Yoga jederzeit pausieren oder auch komplett aussteigen. Ihr Körper muss sich an die außergewöhnliche Bedingungen gewöhnen, die Ihrem Kreislauf schon einmal Probleme bereiten können.

Achten Sie daher immer genau auf Ihren Körper und nehmen Sie vor und nach dem Yoga genug Flüssigkeit zu sich.

4.6 Abnehmen mit Bikram Yoga

Bei der Prominenz in Hollywood ist Hot Yoga, das einen regelmäßig zum Schwitzen bringt, sehr beliebt. Ein Grund dafür ist, da es sehr gut geeignet ist für Leute, die abnehmen möchten oder ihre Figur definieren wollen. Mit Bikram Yoga verbrennen Sie unheimlich viele Kalorien, pro Einheit bis zu 700 Stück. Zudem beanspruchen die Körperstellungen ganze Muskelgruppen, das baut Ihre Muskeln auf, was den Fettabbau ankurbelt.

In der Theorie funktioniert Abnehmen mit Bikram Yoga demnach hervorragend. Es muss allerdings dazu gesagt werden, dass Bikram Yoga nicht für alle geeignet ist. Wer Bikram Yoga betreiben möchte, sollte eine gewisse Fitness mitbringen. Zumindest ist eine gute Gesundheit erforderlich, da Sie ansonsten Probleme mit dem Herz-Kreislauf-System bekommen können.

Sollten Sie stark übergewichtig sein, sollten sie eventuell besser mit einen anderen Yoga-Stil beginnen, der Sie nicht so sehr fordert, wie beispielsweise das Hatha Yoga.

4.7 Vorteile des Bikram Yoga

Die hohe Raumtemperatur beim Bikram Yoga hat natürlich einen Zweck: So werden automatisch die Bänder, Muskeln sowie Sehnen aufgewärmt. Dadurch steigert sich deutlich ihre Dehnbarkeit und senkt damit automatisch das Verletzungsrisiko.

Sie müssen sich anfangs an das viele Schwitzen gewöhnen, die erfahrenen Bikram Yogis setzen allerdings darauf, dass es der Entschlackung dient. Wissenschaftlich bewiesen ist dies nicht, aber Sie werden sich nach der Yoga Einheit richtig erfolgreich fühlen. Dazu kommt der Stolz, den Sie fühlen werden, wenn Sie das Training trotz der äußeren Umstände erfolgreich absolvieren werden. Sie können nur die Temperaturen annehmen und das Bestmögliche aus dem Training machen.

Vorteilhaft am Bikram Yoga ist, dass es auf der eine Seite als Cardio Training genutzt werden kann, die Gelenke dabei aber nicht belastet werden. Bikram Yoga wirkt mindestens so gut wie Jogging, belastet dabei aber weniger die Knie und Co.

Eine Auswahl aus den Übungen des Bikram Yoga

Wenn Sie ein paar Posen kennenlernen wollen, die Sie im Bikram-Studio ausführen werden, lesen Sie einfach weiter. Die folgenden Körperstellungen sind nur ein Teil der 26 Übungen, welche beim Bikram Yoga hintereinander ausgeführt werden.

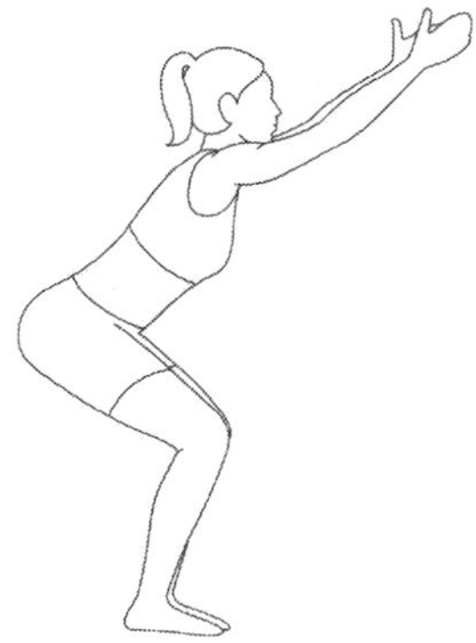

Stuhl

Stellen Sie sich mit beiden Füßen auf den Boden und richten Sie die Arme nach vorne.

Schieben Sie den Po so nach hinten, als würden Sie auf einem Stuhl sitzen. Bleiben Sie so für einige Atemzüge.

Sollten Sie das Yoga schon länger betreiben, lösen Sie die Hacken vom Boden und halten Sie sich nur auf Ihren Fußballen.

Für die Position des Yoga Stuhl benötigen Sie eine gute Körperspannung.

Stehende Kopf-zu-Knie-Haltung

Stehen Sie auch hier mit beiden Füßen fest auf dem Boden. Strecken Sie nun ein Bein im 90-Grad-Winkel zu dem anderen Bein nach vorne aus. Umgreifen Sie den Fuß mit beiden Händen und bewegen Sie Ihre Stirn möglichst nah zum Knie.

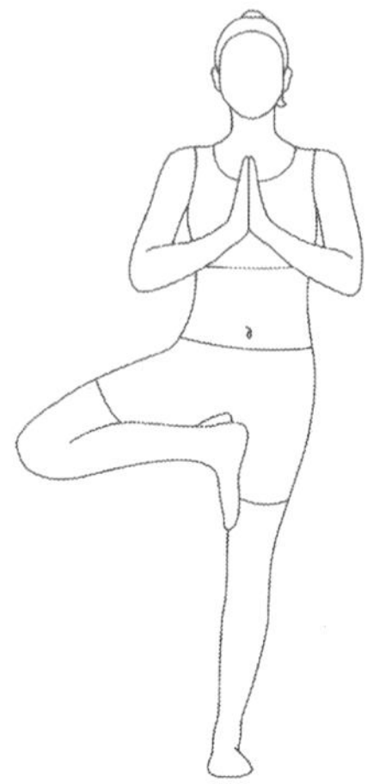

Baum

Stehen Sie wiederum in einem festen Stand und winkeln Sie dann ein Bein an. Den Fuß legen Sie auf den Oberschenkel Ihres anderen Beines.

Falls Sie schwitzen sollten und Ihr Fuß von Ihrem Oberschenkel abrutscht, nehmen Sie einfach eine Hand zur Hilfe und halten Sie Ihren Fuß fest.

Heuschrecke

Dies ist vielleicht nicht die beliebteste Übung, aber sie ist effektiv. Legen Sie sich Bauchlinks und legen Sie Ihre Handflächen auf Hüfthöhe auf die Matte. Der Kopf ruht ebenfalls auf dem Boden. Heben Sie die ausgestreckten Beine an und halten Sie diese Position. Diese Haltung stärkt den Rücken und die Schultern und fördert zudem die Durchblutung.

Das mag in der Theorie recht einfach klingen, in einem Raum mit sehr hohen Temperaturen ist dies aber gar nicht so einfach. Es lohnt sich aber auf alle Fälle Bikram Yoga einmal auszuprobieren, Schwitzen ist gesund.

4.8 Weitere Yoga Arten

Neben Hatha und Bikram Yoga gibt es noch viele weitere Stile und Mischformen. Als Anfänger oder wenn Sie bereits in eine Yogastunde hinein geschnuppert haben, fällt es Ihnen vielleicht immer noch schwer, sich zu entscheiden. Um Ihnen die Entscheidung zu erleichtern, stellen wir Ihnen noch einige weitere beliebte Yoga-Stile vor. Die meisten Stile basieren zwar auf den gleichen Körperstellungen, dennoch gibt es Unterschiede und jeder Stil hat seinen eigenen Charakter.

4.8.1 Vinyasa Yoga ist dynamisch und körperbetont

Das Vinyasa wird auch als Vinyasa Flow Yoga bezeichnet. Der Yoga-Stil ist dynamisch und kraftvoll. Die verschiedenen Körperstellungen gehen fließend ineinander über und sind mit bewussten Atemübungen verbunden. Der Yoga-Stil ist geprägt vom ständigen Wechsel der Dehnungs- und Kräftigungspositionen, die harmonisch ineinander übergehen. Die Vinyasa Kurse sind teilweise anstrengend und schwierig. Ein Teil der Übungen enthalten meistens Sonnengrüße. Die Bewegungen sind parallel zu dem Atem. Die Anfängerkurse werden allerdings derart gestaltet, dass sportliche Personen mithalten können. Bei Anfängern stärkt das Vinyasa-Yoga die Konzentration und Flexibilität. Wenn Sie schon fortgeschrittener sind, schulen die Übungen auch die Kraft, Achtsamkeit und Kondition. Die Abläufe der Bewegungen werden nach und nach fließender und variationsreicher.

Der Yoga-Stil ist besonders für Menschen geeignet, welche ein Yoga-Stil wählen möchten, der dynamisch und sportlich ist und sich gerne bewegen.

4.8.2 Ruhiges und tiefes Yin Yoga

Das Yin Yoga hat eine enorme Tiefenwirkung, da es ein langsamer, meditativer und passiver Stil ist. Die

Körperhaltungen dienen vorranging der Entspannung, den freien Fluss des Atems. Sie sollen Ihre innere Ruhe finden, damit sich die unterschwelligen Blockaden im Körper lösen.

Die meisten Übungen werden liegend und sitzend praktiziert und über drei bis sechs Minuten passiv gehalten. Entspannen Sie Ihre Muskeln und halten Sie Ihren Körper ruhig. Die dichteren Bindegewebsstrukturen, die um die Gelenke herum liegen, werden so stimuliert.

Neben den Muskeln wird vorrangig das tiefe Bindegewebe gedehnt sowie die Gelenke geöffnet, dadurch dass Sie die einzelnen Posen lange halten. Yin Yoga erhält Ihre Beweglichkeit, die im Alter abnimmt, und harmonisiert den Energiefluss.

Yin Yoga ergänzt die dynamischen Yogastile optimal und bereitet Sie auf die Meditation vor.

Wählen Sie diesen Yoga-Stil, wenn Sie in Ihrer Beweglichkeit eingeschränkt sind, lernen wollen, wie Sie loslassen und eine tiefe Selbstwahrnehmung erfahren sowie entspannen wollen.

4.8.3 Iyengar Yoga – präzise und wirksam

Dieser Yoga-Stil hat therapeutische Züge und bei der praktischen Übung wird auf die absolute Präzision wertgelegt. Beim Iyengar Yoga werden viele Hilfsmittel gebraucht, damit die Schüler an die genaue Position herangeführt werden können.

Das Yoga legt wert auf die Atmung und Geist, Körperhaltungen, die lange gehalten werden und ein beruhigtes Bewusstsein. Bei den Übungen wird der gesamte Körper angesprochen und enthält Übungen in der sitzenden, stehenden und liegenden Haltung. Besonders wichtig ist die Liebe zum Detail und eine präzise Ausrichtung sowie spezielle Atemtechniken.

Beim Iyengar Yoga werden aus den vielen Körperhaltungen und Arbeitsweises einzelnen Übungen ausgewählt.

Der Stil kann durch den Einsatz von Hilfsmitteln von jedem ausgeführt werden. Es eignet sich für Anfänger und Fortgeschrittene, da es sehr viele Körperstellungen gibt.

4.8.4 Sivananda Yoga – ganzheitlich und spirituell

Sivananda Yoga ist eine klassische Yogapraxis, in der mehrere Yogastile vereint sind. Ziel dabei ist es, durch die fünf Yogaübungen - Atemübungen, vegetarische Ernährung, Tiefenentspannung, Meditation und positives Denken - zu körperlicher und geistiger Gesundheit zu kommen und diese zu erhalten.

Das Sivananda Yoga ist ruhig und entspannt, es werden aber auch Energien geweckt.

Wenn Sie einen ganzheitlichen Ansatz möchten und Körper, Seele und Geist mit einbeziehen möchten, ist Sivananda Yoga ideal für Sie.

4.8.5 Ashtanga Yoga – rein und diszipliniert

Ashtanga Yoga ist eine sehr wichtige klassische Yoga-Methode, die allerdings als die härteste und schwierigste gilt.

Dieser Yoga-Stil ist sehr körperbetont. Die manchmal sehr schwierigen Übungen werden fließend im Einklang mit dem Atem ausgeführt. Das Ashtanga Yoga beinhaltet sechs Serien, die immer schwerer werden. Die Serien werden nach und nach eingeübt, viele kommen nicht über die zweite Serie hinaus. Die erste Serie ist oft ausreichend. Sie besteht aus nacheinander ausgeführten Positionen, die Bewegung wird dabei durch Ein- oder Ausatmung gestartet und für einige Atemzüge gehalten.

Für Ashtanga Yoga müssen Sie diszipliniert sein und klare Regeln und Anweisungen befolgen können.

4.8.6 Das Jivamutki Yoga – musikalisch und dynamisch

Jivamukti Yoga ist modern und dynamisch. Es fordert Körper und Geist heraus und ist anregend.

Die Yogaübungen beinhalten kräftigende Körperhaltungen, die ineinander überfließen. Eine Rolle spielen dabei, anregende Musik, Mantren zu singen, Atemübungen, Meditation, Hilfestellungen sowie Unterweisungen. Die Übungen sind abwechslungsreich gestaltet.

Wer neben dem klassischen Yoga auch die Spiritualität mit einfließen möchte, ist beim Jivamukti Yoga richtig aufgehoben. Sie müssen allerdings beweglich und fit sein, da Jivamukti sehr anstrengend ist.

4.8.7 Kundalini Yoga – bewusst und energetisierend

Kundalini Yoga ist eine Form, die dynamisch und verspielt ist. Hierbei werden Körperübungen mit Entspannungstechniken kombiniert, meditiert und Mantras gesungen.

Die Energie im Körper wird durch unterschiedliche Positionen und Atemübungen aktiviert und in Fluss gebracht. Wenn Sie einen stressigen Alltag haben, werden Sie hier die Gegensätze von einerseits Energieaufladung und Entspannen und andererseits Kraftaufbau und Loslassen erleben, da Kundalini Yoga auf freudige Kraft, Beweglichkeit und einen klaren Geist setzt. Dabei stehen ein bewusstes Körpergefühl, Achtsamkeit und Atmung im Vordergrund.

Kundalini Yoga eignet sich sehr gut für Anfänger, da die Körperhaltungen leicht ausgeführt werden können und keine außerordentlichen Positionen oder Dehnungen erforderlich sind. Sie benötigen auch keine große Beweglichkeit, Fitness oder Vorkenntnisse.

4.8.8 Anusara Yoga – herzöffnend und bedacht

Das Anusara Yoga legt sehr viel Wert auf eine präzise Ausführung der Yoga Haltungen. Es sehen Übungen im Mittelpunkt, die körperlich anspruchsvoll und stärkend sind. Sie sollen das Herz öffnen.

Zudem stehen die Anatomie sowie das Hineinfühlen im Vordergrund. Die präzisen Ausrichtungen sollen helfen, Verletzungen und Schäden in Folge falscher Haltung vorzubeugen.

Anusara Yoga ist für Anfänger geeignet, da Sie langsam, präzise und ruhig an die Yoga Positionen herangeführt werden und das Verletzungsrisiko minimiert wird.

Wenn Sie Yoga kennenlernen möchten, probieren Sie möglichst viele verschiedene Yoga-Stile aus und schauen Sie sich Studios an.

5. Einfache Yoga Übungen für Zuhause für Anfänger

5.1 Yoga Übungen gegen Rückenbeschwerden

Hier stellen wir einige Yoga-Übungen vor, die bei Rückenschmerzen helfen.

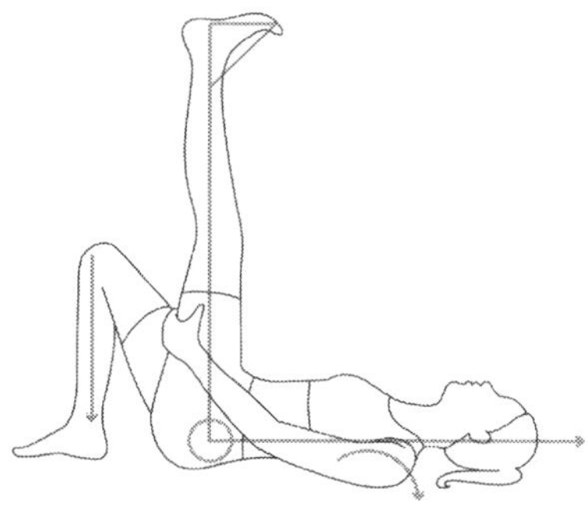

5.1.1 Supta Padangusthasana mit angewinkeltem Bein

Bei dieser Übung wird der untere Rücken entspannt und die Beinrückenseiten gedehnt. Sie ist gut, wenn Sie Schmerzen in der Lendenwirbelsäule haben.

Sie wird folgendermaßen ausgeführt: Auf dem Rücken liegend, platzieren Sie Ihre Füße hüftbreit vor dem Po. Strecken Sie das rechte Bein der Decke entgegen. Verschränken Sie Ihre Hände hinter dem rechten Oberschenkel, nahe den Hüften, das stärkt die Stabilität.

Beachten Sie folgendes:

- Entspannen Sie Ihre Schultern
- Ziehen Sie Ihren unteren Rücken lang und bleiben Sie in einer natürlichen Haltung
- Drücken Sie den rechten Oberschenkel gegen die Hände, so wird die Dehnung intensiver

- Halten Sie Ihr Becken stabil

Sie können die Übung so lange halten, wie Sie möchten. Trainieren Sie danach die andere Seite.

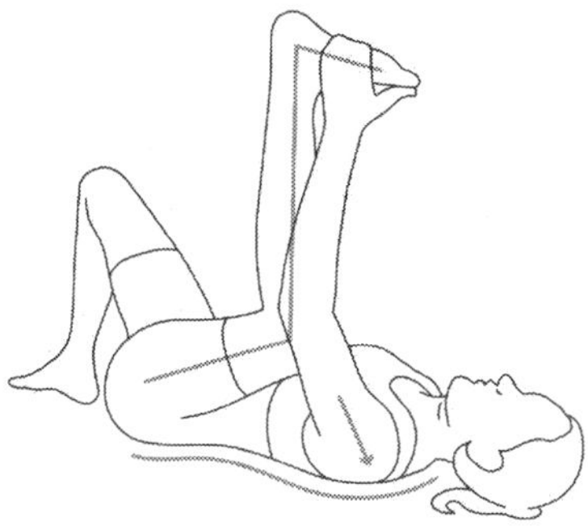

5.1.2 Halbes Happy Baby mit angewinkeltem Bein

Diese Übung ist ideal, wenn Sie Schmerzen im unteren Rückenbereich haben. Stellen Sie in einer bequemen Rückenlage die Füße vor dem Po auf. Ziehen Sie anschließend den rechten Fuß an sich heran und greifen Sie mit Ihrer rechten Hand innen am Knie vorbei an die gleiche Fußaußenseite. Die Ferse soll sich dabei über dem Knie befinden.

Seien Sie im unteren Rücken entspannt. Beim Ausatmen ziehen Sie das rechte Knie zur rechten Achselhöhle. Entspannen Sie in den Hüften sowie dem unteren Rücken. Wechseln Sie nach zehn Atemzügen auf die andere Seite.

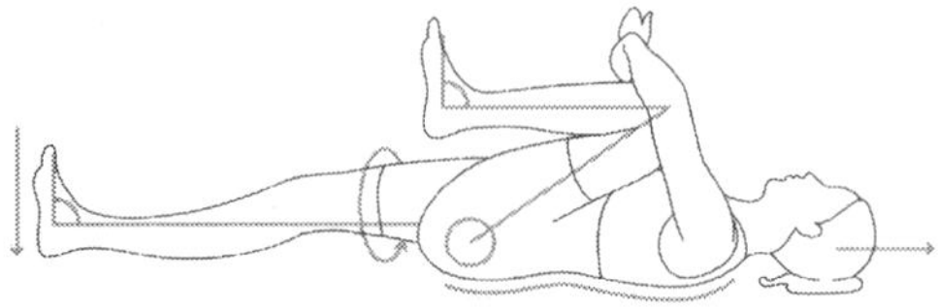

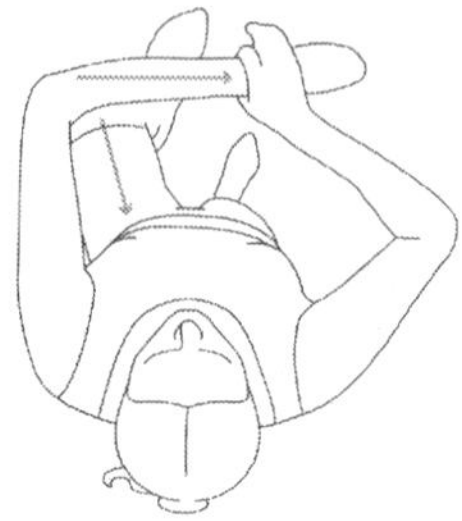

5.1.3 Knie Richtung Herz

Bei dieser Übung wird der untere Rücken entlastet. Sie können hiermit Blockaden und Verspannungen lösen.

Strecken Sie in Rückenlage die Beine aus. Bringen Sie Ihr rechtes Knie zum Herzen und danach in die rechte Armbeuge. Ergreifen Sie mit Ihrer linken Hand das andere Handgelenk. Mit der Unterstützung der linken Hand ziehen Sie das Knie mehr an den Körper heran. Seien Sie in den Schultern entspannt. Atmen Sie mehrmals in die Körperrückseite und trainieren Sie danach die andere Seite.

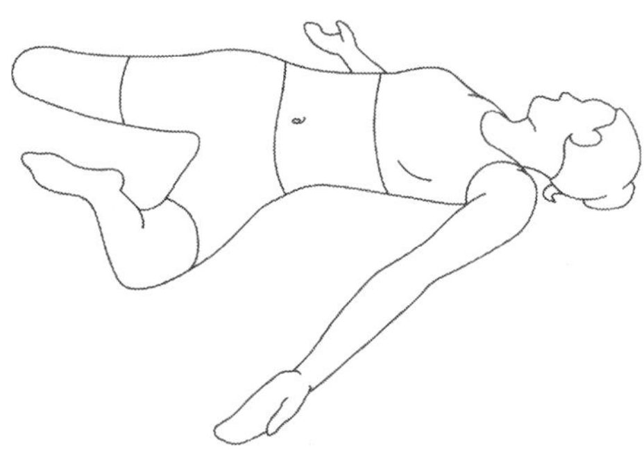

5.1.4 Krokodilhaltung

Stellen Sie auf dem Rücken liegend die Füße vor dem Po auf. Heben Sie Ihr Becken ein wenig an, bewegen Sie es circa zehn Zentimeter nach links und kehren Sie danach in die ursprüngliche Position zurück. Ziehen Sie das Knie zum Brustkorb und lassen Sie die Beine nach rechts sinken. Legen Sie dann die Beine ab.

Bewegen Sie die Arme nach außen und drehen Sie den Kopf vorsichtig nach links. Senken Sie Ihre Schultern zum Boden.

Atmen Sie in Ihre linke Körperhälfte und legen Sie beim Ausatmen das Körpergewicht auf den Boden.

Trainieren Sie, nachdem Sie diese Position für zehn Atemzüge gehalten haben, die andere Seite.

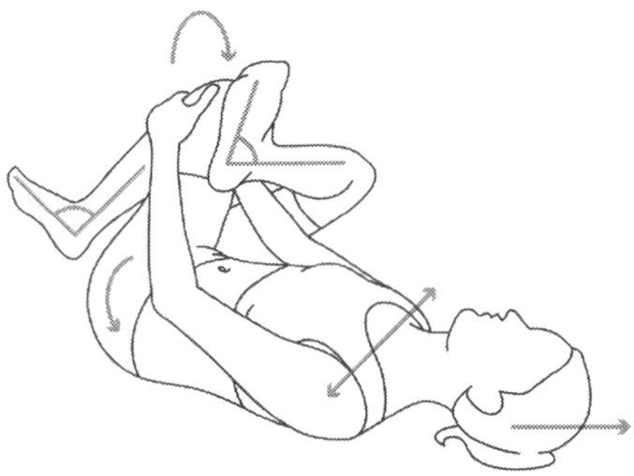

5.1.5 Krokodilhaltung Nadelöhr-Übung

Durch diese Übung wird der untere Rücken entlastet und hilft bei Problemen im Lendenwirbelbereich.

Stellen Sie auf dem Rücken liegend Ihre Füße hüftbreit vor dem Po auf. Bringen Sie den rechten Knöchel vor das linke Knie. Spreizen Sie die Zehen, zwischen dem Schienbein und dem Spann soll ein 90 Grad Winkel bestehen. Ziehen Sie die Knie zu sich heran. Verschränken Sie nach Möglichkeit Ihre Hände an Ihrer linken Wade oder greifen Sie, um es einfacher zu haben, hinter Ihren linken Oberschenkel.

Ihr Atem geht ruhig und in gleichen Zügen. Ihre Schultern und Gesichtsmuskeln sind entspannt.

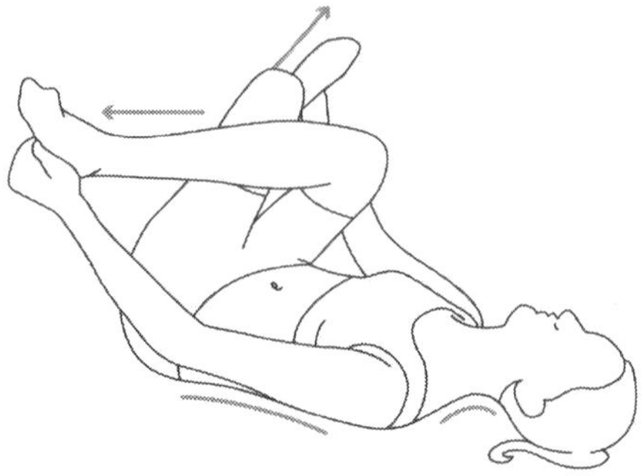

5.1.6 Gomukhasana im Liegen

Ziehen Sie auf dem Rücken liegend Ihre Beine an sich. Platzieren Sie Ihr rechtes Bein über das andere. Die Knie liegen übereinander, spreizen Sie die Füße auseinander. Greifen Sie mit Ihren Händen zu den Außenseiten der Füße und ziehen Sie diese nach außen.

Entspannen Sie, der untere Rücken ist entlastet. Halten Sie die Übung zehn Atemzüge und wechseln Sie dann auf die andere Seite.

Hier nun noch zwei Übungen, die bei Schmerzen in der Halswirbelsäule helfen.

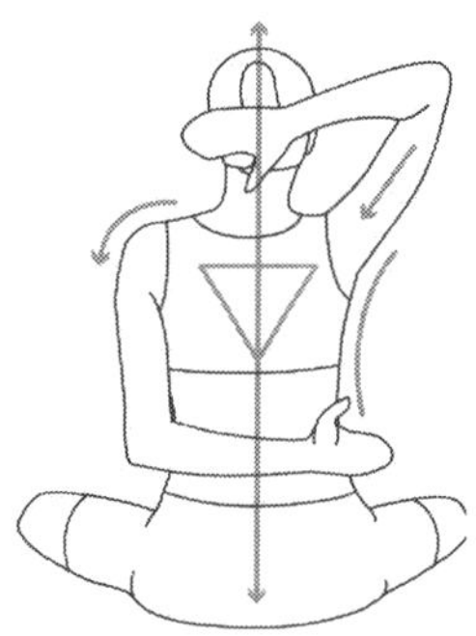

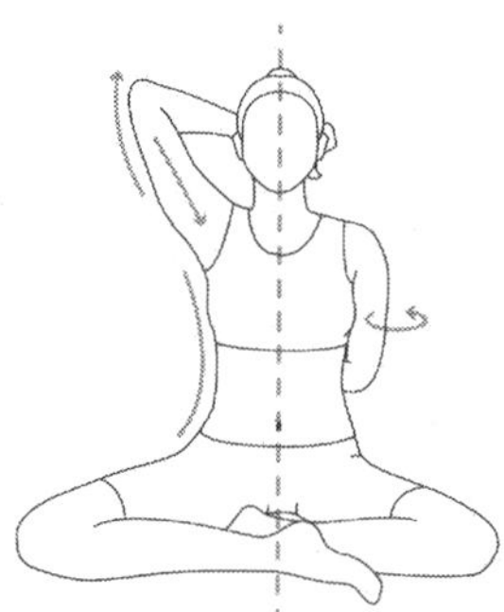

1. Sitzen Sie aufrecht, der eine Arm ist hinter dem Rücken und der andere an der Hinterseite Ihres Kopfes platziert.

Sitzen Sie aufrecht und bequem. Platzieren Sie Ihre rechte Hand rückseits an die andere Seite. Die linke Hand führen Sie zum Hinterkopf. Die Schultern ziehen Sie nach oben und nach unten hinten. Dabei gehen Ihre Schultern auseinander und Ihre Schulterblattspitzen zueinander. Richten Sie Ihren Kopf ein wenig nach oben. Bleiben Sie aufgerichtet, schließen Sie Ihre Augen und nehmen Sie bewusst Ihre Wirbelsäule wahr.

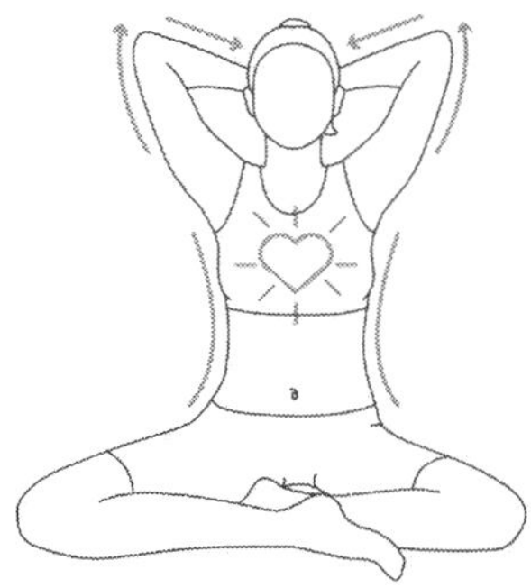

2. Handballen zur hinteren Seite des Kopfes

Mit dieser Übung können Sie sowohl die Muskulatur Ihres Halses als auch den Nacken kräftigen. Sitzen Sie aufrecht und platzieren Sie Ihre Handflächen hinter dem Kopf. Bringen Sie diese zueinander und drücken Sie die Hinterseite Ihres Kopfes gegen die Handballen. Richten Sie Ihren Oberkörper auf.

Nehmen Sie die Wirbelsäule bewusst wahr und richten Sie die Krone des Kopfes Richtung Decke. Halten Sie die Yoga-Übung für mehrere Atemzüge.

5.2 Übungen für Schulter und Nacken

Im Folgenden stellen wir Ihnen einige Übungen für Schultern und Nacken vor.

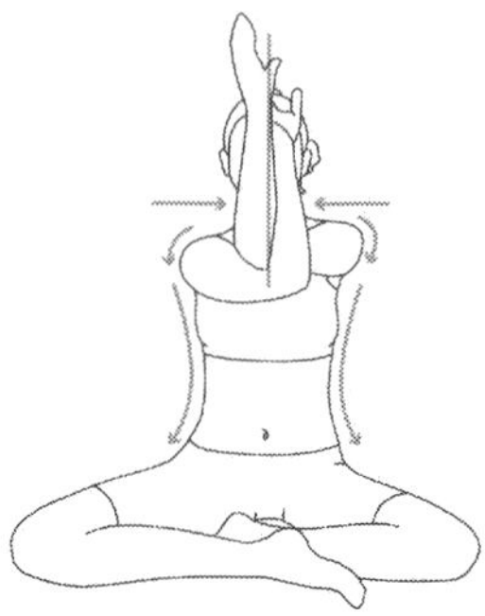

5.2.1 Garuda (Adler) - Arme

Sitzen Sie bequem und aufrecht. Beugen Sie Ihre Arme und auch Ihre Finger. Legen Sie Ihren rechten Arm über den anderen, die Ellenbogen sollen übereinander kommen. Bringen Sie die Handflächen zueinander, sofern Ihnen dies möglich ist. Seien Sie weiterhin aufgerichtet und ziehen Sie die Ellenbogen vorsichtig nach unten. Bleiben Sie ein paar Atemzüge in der Position und wechseln Sie dann die Seite.

Der Atem soll in die Rückseite Ihrer Schultern gerichtet werden und wenn Sie ausatmen, ziehen Sie Ihre Ellenbogen Richtung Bauchnabel.

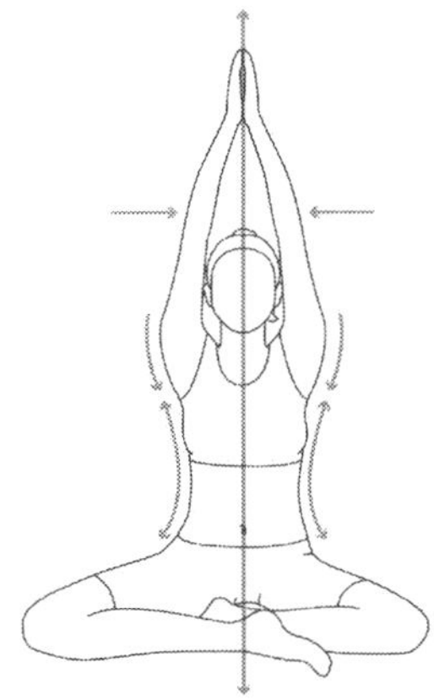

5.2.2 Handballen zum Hinterkopf

Sitzen Sie aufrecht, richten Sie die Armen nach oben, aber ihre Schultern sollen Sie dabei nach unten ziehen. Legen Sie die Handflächen aneinander und überkreuzen Sie die Daumen. Dies schafft zusätzlich Stabilität.

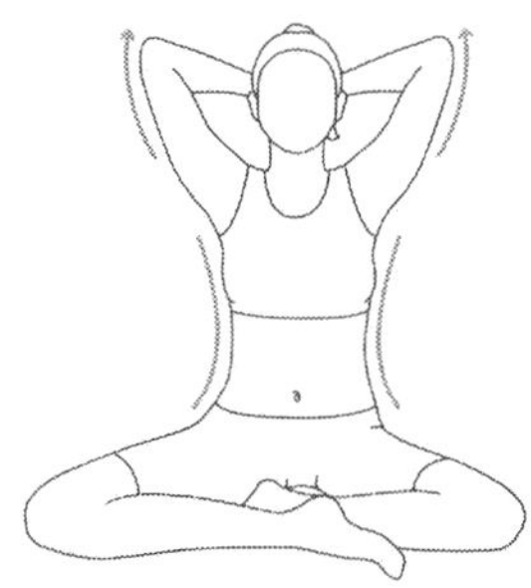

Beugen Sie die Arme, die Handballen kommen so zum Hinterkopf. Drücken Sie die Hinterseite Ihres Kopfes an die Handballen und bewegen Sie die Ellenbogen zueinander. Richten Sie sich auf. Atmen Sie so, dass sich die Schultern nach unten senken. Lassen Sie sich seicht in die Rückbeuge sinken.

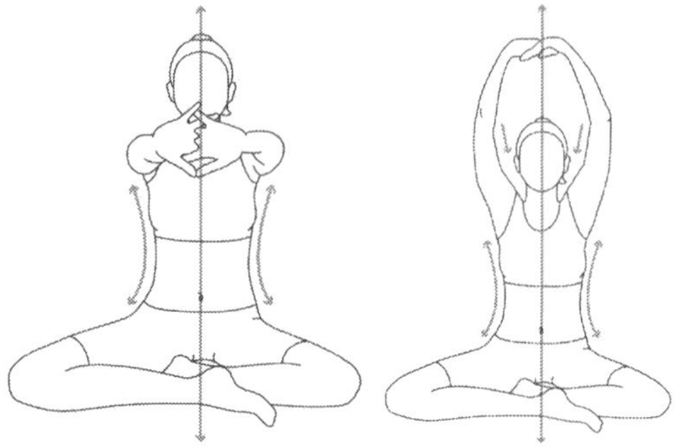

5.2.3 Schultern integrieren

Sitzen Sie auch hier aufrecht und bequem. Schieben Sie die Arme und Handflächen nach vorn und verschränken Sie die Finger. Ziehen Sie Ihre Schultern nach hinten und schieben Sie den Kopf des Oberarms in das Gelenk. Lassen Sie Ihre Schultern hinten und richten Sie Ihre Arme zur Decke. Ihre Arme sind gebeugt, Ihre Schultern ziehen Sie weg von den Ohren.

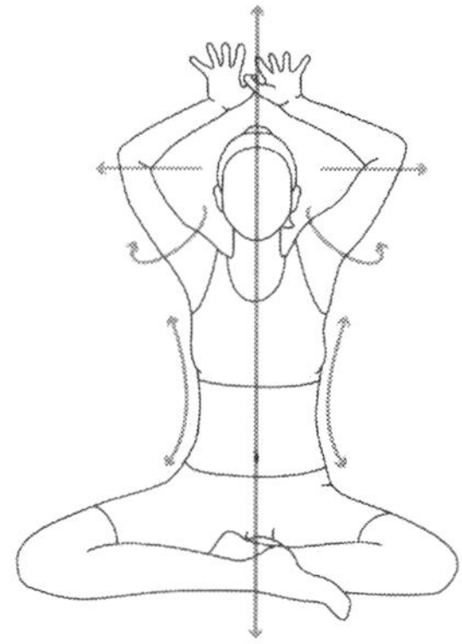

5.2.4 Überkreuzung der Daumen und Ellenbogen auseinanderziehen

Schieben Sie die Armen nach oben. Überkreuzen Sie die Daumen, die anderen Finger sind weit gespreizt. Beugen Sie die Arme und ziehen Sie kraftvoll an den Daumen. Bewegen Sie Ihre Ellenbogen auseinander und beugen Sie Ihre Arme in der Form, dass die Daumen zur Hinterseite Ihres Kopfes kommen.

Atmen Sie lang aus und strecken Sie dabei Ihre Arme. Die Bewegung erfolgt aus den Schultern. Ziehen Sie nach wie vor kraftvoll an den Daumen. Sie können die Übung ein paar Mal machen.

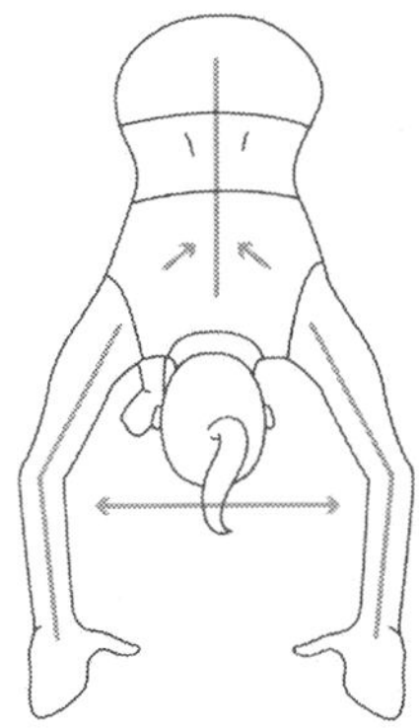

5.2.5 Arme leicht beugen und strecken

Die nächste Übung ist eher eine Korrektur. Machen Sie einen langen Rücken und schauen Sie Richtung Hände nach vorne. Ziehen Sie die Ellenbogen zur Seite und beugen Sie so leicht die Arme. Die Schulterblätter sind jetzt zueinander gerichtet. Halten Sie die Position und strecken Sie dann die Arme kraftvoll aus den Schultern. Erden Sie sich über die Handflächen, lassen Sie den oberen Rücken empfänglich und weicher werden.

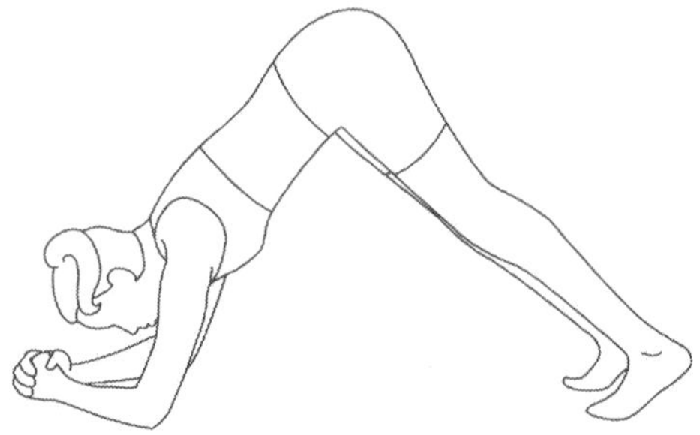

5.2.6 Delfine

Diese Übung kräftig den Schulter- und Nackenbereich.

So geht der Kopfstand:

Nehmen Sie den Vierfüßler-Stand ein und platzieren Sie Ihre Unterarme auf dem Boden. Die Ellenbogen sind dabei unter den Schultergelenken platziert. Verschränken Sie Ihre Finger und schaffen Sie über die Unterarme eine feste Position. Strecken Sie Sie Ihre Beine und bringen Sie Ihren Po nach oben. Machen Sie einen langen Rücken und halten Sie die Beine gestreckt.

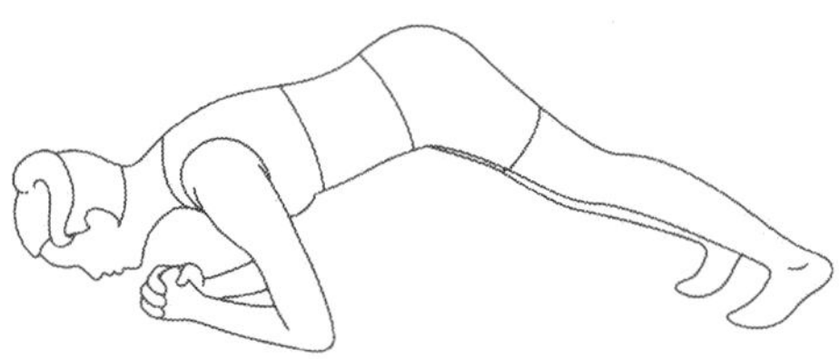

Atmen Sie ein und schieben Sie Ihren Kopf vor die Faust. Der Oberkörper wird parallel zum Boden gerichtet, die Beine bleiben gestreckt. Schieben Sie beim Ausatmen das Gesäß wieder nach oben. Machen Sie fünf bis zehn Wiederholungen.

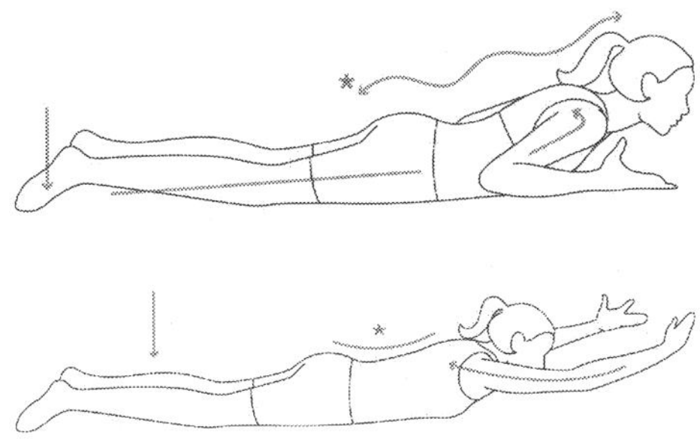

5.2.7 Variante aus der Heuschrecke

Halten Sie den unteren Rücken lang und entspannen Sie die Gesäßmuskulatur. Die Körperseiten sind lang. Bewegen Sie Ihre Schultern nach hinten, lösen Sie die Hände, die Handflächen sind zur Decke gerichtet. Strecken Sie die Arme aus den Schultern nach oben, wenn Sie ausatmen. Beugen Sie die Arme wieder und ziehen Sie die Ellenbogen nach hinten, wenn Sie einatmen. Wiederholen Sie die Übung acht Mal und entspannen Sie danach bewusst.

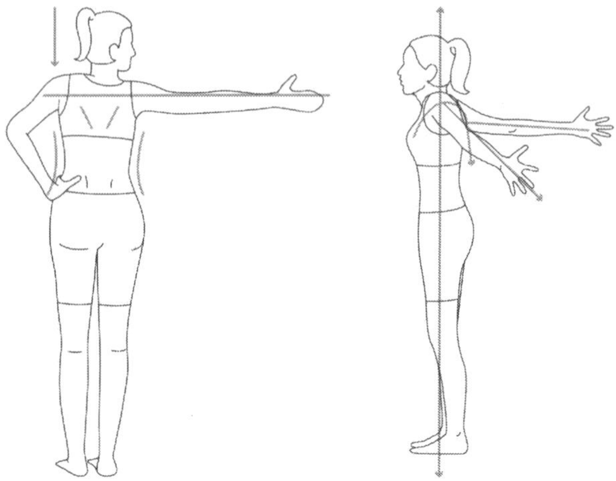

5.2.8 Schulteröffnung an der Wand

Trainieren Sie die Übung achtsam, weil Sie sehr intensiv ist.

Stellen Sie sich in einem festen Stand an die Wand und strecken Sie den rechten Arm seitlich aus. Schultern, Hand und Ellenbogen sollen dabei eine Linie bilden. Platzieren Sie Ihre linke Hand an die gleiche Hüfte. Drehen Sie sich auf den Fersen vorsichtig zur linken Seite, Ihre rechte Schulter soll dabei Kontakt zur Wand halten.

Drehen Sie sich weiter, bis Sie Ihre Dehngrenze spüren. Bewegen Sie Ihre Schultern nach unten hinten, die Schulterblätterspitzen sind zueinander gerichtet. Strecken Sie jetzt auch Ihren anderen Arm zur Seite aus. Atmen Sie in die Öffnung.

5.3 Straffe Beine

Im Folgenden finden Sie vier Yoga Übungen, welche vor allem die Beinmuskulatur trainieren.

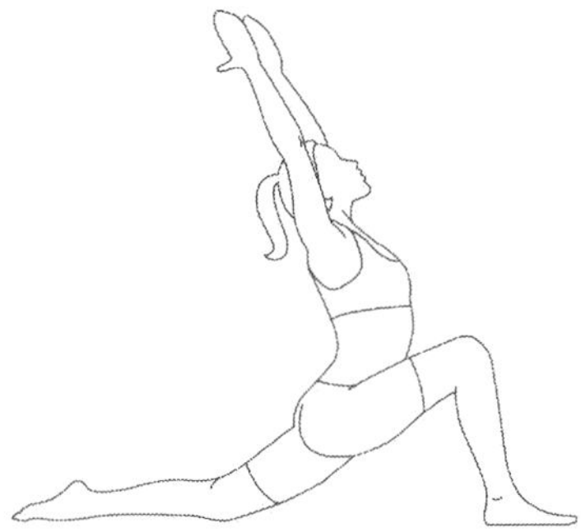

5.3.1 Reiterpose

Bei dieser Position werden vor allem die Leiste, Oberschenkelmuskulatur, Beine und Hüften gedehnt. Hier sind Balance und Flexibilität gefordert und auch geschult. Die Hüften sollen beweglich gehalten und die Beine gedehnt sowie gestreckt werden. Bei dieser Übung werden zudem der Rücken und die Brustmuskulatur beansprucht. Durch regelmäßige Übung wird Ihre Körperhaltung automatisch aufrecht. Sollten Sie Knie- oder Blinddarmprobleme haben, sollten Sie eine andere Übung wählen.

- Stellen Sie sich hin, die Beine sind dabei leicht gespreizt. Schauen Sie nach vorne, Ihre Schultern nehmen eine entspannte Haltung ein.
- Atmen Sie in ruhigen und tiefen Zügen ein. Drehen Sie Ihren Körper sowie die Füße nach links, wenn Sie ausatmen.
- Beugen Sie Ihr Knie soweit, dass es Ihnen möglich ist, mit Ihren Fingerspitzen auf den Boden neben Ihrem linken Fuß zu kommen. Ihren rechten Unterschenkel legen Sie inklusive Fuß auf den Boden ab.

- Das Gewicht liegt auf dem linken Fuß sowie rechten Unterschenkel. Tätigen Sie ein paar Atemzüge und richten Sie die ganze Zeit den Blick nach vorne.
- Sie können die Position so lange halten, wie Sie Ihnen angenehm ist.
- Kehren Sie in die ursprüngliche Position zurück und trainieren Sie die andere Seite.

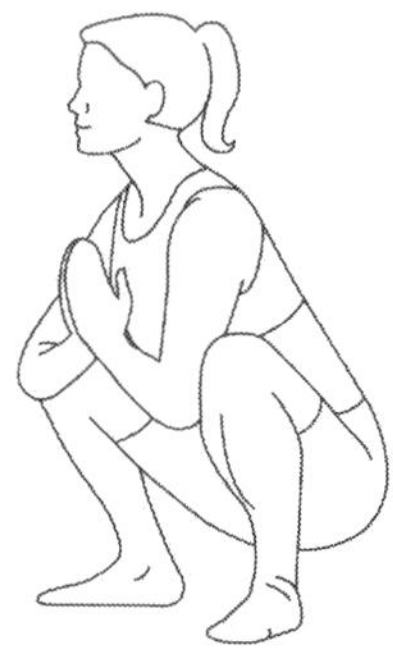

5.3.2 Squat

Wenn Sie im Alltag viel sitzen, könnten Sie die Übung am Anfang als unbequem und schmerzhaft empfinden. Je öfter Sie diese ausführen, desto weniger Probleme werden Sie haben und die Übung stattdessen als entspannend empfinden.

In dieser Übung werden die Leiste, Hüfte, die Innenseiten der Oberschenkel und Waden gedehnt, der untere Rücken entspannt sowie die Bauchmuskulatur gestärkt. Zudem wird der Stoffwechsel angeregt und die Verdauung kommt wieder in Gang. Vermeiden Sie die Übung, wenn Sie Probleme mit den Kniegelenken oder den unteren Rücken haben.

- Gehen Sie auf der Matte in die Hocke, die Füße sind dabei hüftbreit.
- Gehen Sie soweit runter, wie Sie können.

- Verlagern Sie nun Ihr Körpergewicht auf Ihr Becken, es soll entspannt runter hängen.
- Legen Sie die Ellenbogen an die Innenseite der Knie, die Handflächen haben eine Gebetshaltung.
- Drücken Sie nun die Beine mithilfe der Arme leicht auseinander. Die Hüfte soll sich öffnen und die Schulterblätter nach hinten ziehen. Schieben Sie Ihr Steißbein Richtung Boden, damit der untere Rücken lang bleibt. Sie schauen nach vorne. Halten Sie die Position für ein paar Atemzüge und kehren Sie danach in den Stand zurück.

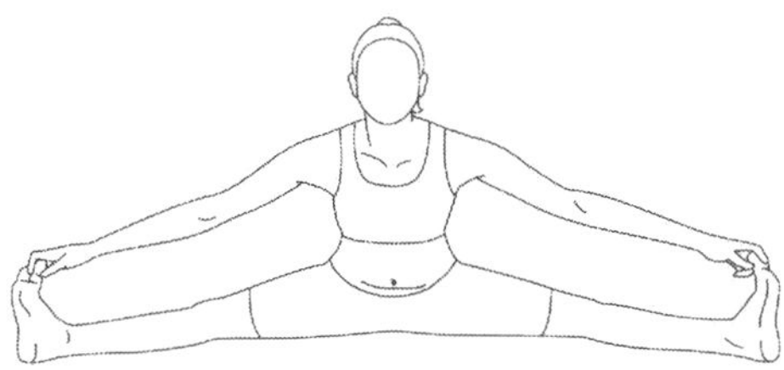

5.3.3 Gehobene Winkelhaltung

Diese Körperstellung ist eher für Fortgeschrittene. Sie soll Rück- und Innenseiten der Beine dehnen. Die Bauchmuskeln werden dabei gestärkt und die Organe in diesen Bereich stimuliert. Die Leiste erfährt eine Streckung. Der Körper kommt zur Ruhe und die Nieren werden gereinigt. Migräne Symptome können vermindert werden. Sollten Sie in der Leistengegend Schmerzen haben oder im unteren Rücken verletzt sein, sollten Sie die Übung nicht ausüben.

- Setzen Sie sich auf die Matte und strecken Sie die Beine aus. Spreizen Sie die Beine, bis Sie in einer Dehnung sind. Halten Sie Ihr Becken stabil. Legen Sie Ihre Hände neben das Gesäß.

- Schieben Sie Ihre Fersen auseiander, so dass Sie in den Waden eine Dehnung spüren. Die Füße bleiben aufrecht.
- Richten Sie sich auf, indem Sie Ihre Wirbelsäule hoch ziehen. Atmen Sie ein paar Mal ein und aus.
- Sinken Sie nun langsam nach vorn, halten Sie den Rücken dabei gerade. Schauen Sie nach unten, legen Sie die Hände entweder auf den Boden zwischen den Beinen oder platzieren sie auf den Beinen.
- Fühlen Sie die Dehnung. Nach ein paar Atemzügen kehren Sie zur ursprünglichen Position zurück.

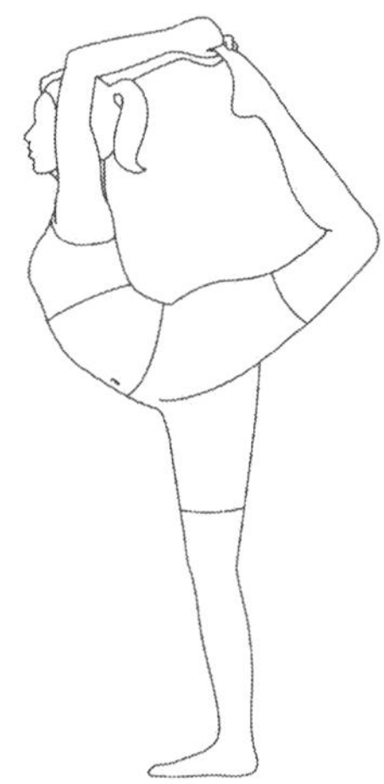

5.3.4 Der Tänzer

Die Übung stärkt die Balance und Konzentration. Im Vordergrund stehen die Bein- und die tiefe Rückenmuskulatur. Zudem wird der Kreislauf angeregt. Ihre Brustmuskulatur wird gedehnt und die Körperhaltung nach und nach verbessert.

Führen Sie die Übung nicht aus, sofern Sie Rückenprobleme oder Schwierigkeiten mit der Fußmuskulatur haben.

Trainieren Sie auf einer stabilen Unterlage und starten Sie mit Ihrem Standbein.

- Das Gewicht liegt auf dem Standbein
- Wenn Sie stabil stehen, strecken Sie Ihr rechtes Bein zur Rückseite und ergreifen Sie den Fußrücken mit Ihrer rechten Hand
- Bringen Sie Ihre Hand und Ihr Bein nach oben
- Der Oberschenkel ist jetzt parallel zum Boden
- Der rechte Ellenbogen ist nach oben gerichtet
- Sie können Ihren linken Arm zur Seite strecken oder mit Ihrer Hand ebenfalls den Fuß umfassen, um stabiler zu werden.
- Bleiben Sie für mehre Atemzüge in der Position. Kehren Sie danach in die ursprüngliche Position zurück und trainieren Sie die andere Seite.

5.4 Balance und Gleichgewicht stärken

Hier lernen Sie, wie Sie Ihre Balance und Ihr Gleichgewicht finden können.

5.4.1 Finden Sie Ihre innere Ruhe

Sie werden sicherlich nicht kurzfristig zum Balancekünstler, das muss auch nicht sein. Nehmen Sie sich die Zeit, die Sie brauchen und richten Sie Ihre volle Konzentration auf sich selbst. Suchen Sie sich in Ihrem Zuhause einen Ort für Ihre Übungen. Rollen Sie Ihre Matte aus, schalten Sie Musik nach Ihrer Wahl an und zünden Sie, wenn Sie mögen, Kerzen oder Räucherstäbchen an. Setzen Sie sich ganz entspannt hin und finden Sie Ihre innere Ruhe, ohne Stress und Ablenkung. Spüren Sie einfach den Moment und merken Sie, wie Ihr Körper herunterfährt.

5.4.2 Meditationsübungen

Mit Meditation können Sie sehr gut Stressblockaden abbauen. Beginnen Sie mit kleinen Übungen. Schließen Sie Ihre Augen und richten Sie Ihre Konzentration auf einen imaginären Punkt an Ihrer Stirn. Sitzen Sie gerade und achten Sie auf eine ruhige Atmung. Verkrampfen Sie nicht bei dem Versuch, perfekt zu atmen, lassen Sie den Atem einfach fließen.

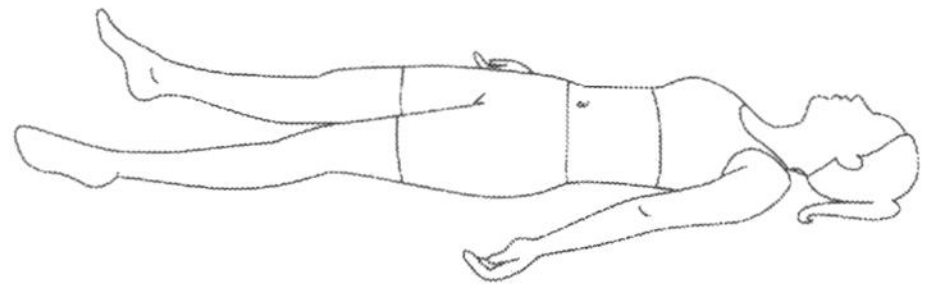

5.4.3 Savasana

Diese Übung wird in einer Ruheposition im Liegen ausgeführt. Sie fährt Ihren Körper herunter und alle Anspannung fällt von Ihnen ab.

Strecken Sie Ihren unteren Rücken und richten Sie Ihre Konzentration auf Ihre Atmung, Sinne und Körper. Halten Sie Ihre Füße entspannt, strecken Sie Ihre Halswirbelsäule und strecken Sie Ihre Arme im 30-45 Grad Winkel vom Körper ab.

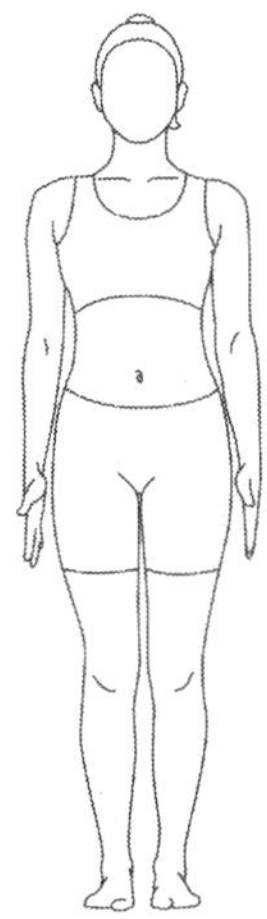

5.4.4 Tadasana

Diese Übung dient dazu, den Körper zu erden. Sie wird im Stehen ausgeführt und dient nicht nur dazu, den Körper in eine ideale Grundposition zu bringen und die inneren Organe zu fördern und besser arbeiten zu können. Tadasana verbessert die Körperhaltung, stärkt die Konzentration und Aufmerksamkeit sowie Oberschenkel, Knie und Knöchel. Die Position fördert eine ruhige Atmung, verbessert die Energie und bringt Geist und Körper in Einklang.

5.5 Entspannungsübungen

Atmen Sie bei den Entspannungsübungen tief und ruhig. Mit jeder Ausatmung lassen Sie mehr los.

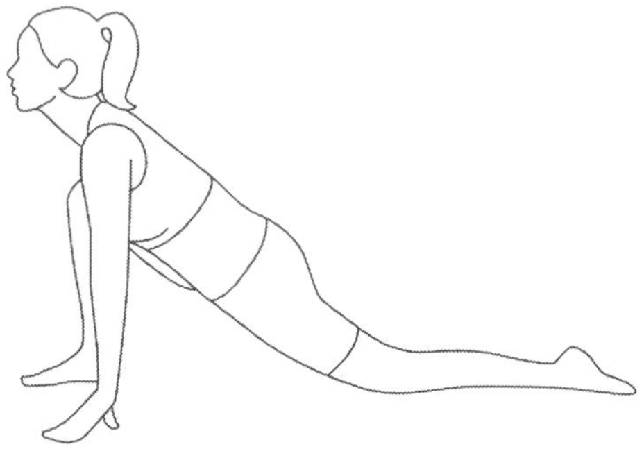

5.5.1 Drache

Gehen Sie in den Vierfüßler-Stand und platzieren Sie Ihren rechten Fuß zwischen Ihren Händen. Gehen Sie mit dem hinteren, linken Knie weiter nach hinten. Sie können sich etwas unter das Knie legen. Achten Sie darauf, das Gewicht nicht auf die Kniescheibe, sondern hinter die Kniescheibe zu legen.

Lassen Sie vorsichtig Ihr Becken sinken. Die Hände können Sie auf dem Oberschenkel platzieren oder sie aufgestellt lassen. Atmen Sie in die Dehnung, die Sie in der linken Leiste spüren. Lassen Sie den Kopf anfangs gerade und achten Sie darauf, wie der Nacken auf die Position reagiert. Sie können den Kopf auch sinken lassen. Halten Sie die Position drei Minuten und lassen Sie sich Zeit, wenn Sie diese wieder verlassen.

Varianten

- Sie können beide Hände zur Innenseite des rechten Fußes platzieren. Oder Sie platzieren diese auf die Außenkante Ihres rechten Fußes, die Knie senken Sie zur rechten Seite auf die Unterarme.

- Sie können auch ein Hilfsmittel unter die Unterarme platzieren, damit Sie mit Ihrem Oberkörper noch tiefer zu kommen.

Als Ausgleich können Sie in die Kindeshaltung gehen, bevor Sie die andere Seite trainieren. Bei der Kindeshaltung sind die Knie mattenweit. Die großen Zehen sind aneinander gerichtet, lassen Sie den Po Richtung Fersen sinken und legen Sie den Körper ab. Die Arme können Sie, je nach Vorlieben, entweder nach vorn oder nach hinten austrecken.

Als Anfänger ist es wichtig auf Ihr abgesetztes Knie zu achten. Die Position darf keine Schmerzen verursachen. Legen Sie eine Decke unter das Knie oder nehmen Sie an dieser Stelle die Matte doppelt. Sie können auch die Hände auf dem Boden belassen, um das Gewicht zu verlagern. Wenn Sie Probleme mit den Handgelenken haben, können Sie auch Ihre Fäuste nutzen.

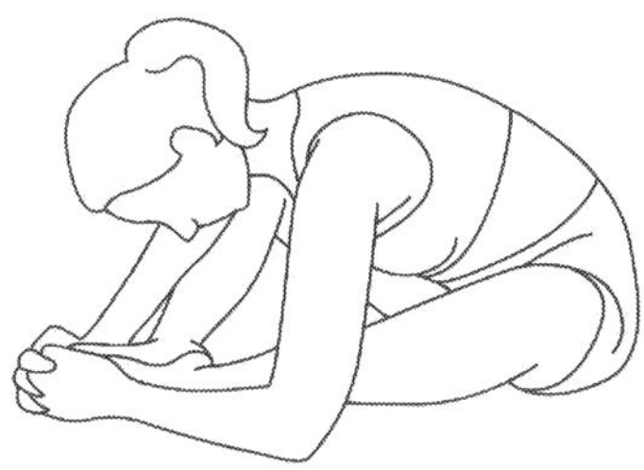

5.5.2 Schmetterling

Nehmen Sie eine sitzende aufrechte Position ein und ziehen Sie Ihre Fußsohlen zu sich. Es ist Ihre eigene Erfahrung, wie nahe Sie diese heranziehen. Setzen Sie sich auf beide Sitzbeinhöcker. Platzieren Sie die Hände neben das Becken und richten Sie sich noch einmal aus. Gehen Sie mit Ihren Händen nach vorne und senken Sie den Oberkörper. Im Rücken sollen Sie rund werden und den Kopf lassen Sie auch sinken.

Halten Sie die Position für drei Minuten. Sollte die Position für die Knie oder den unteren Rücken unbequem werden, können Sie leicht aus der Haltung kommen oder die Position etwas eher ganz verlassen. Richten Sie dann Ihren Oberkörper langsam auf, nehmen Sie die Hände zur Hilfe und spüren Sie im Sitzen noch einmal in sich hinein.

Varianten

- Ziehen Sie die Füße näher an das Schambein
- Ändern Sie die Position der Arme

Als Ausgleich können Sie die Füße aufstellen, die Hände hinter sich platzieren und die Knie von links nach rechts senken. Nehmen Sie sich Zeit und achten Sie auf eine bewusste Atmung.

Sollten Sie Knie- oder Fußprobleme haben, können Sie sich eine aufgerollte Decke unter die Füße legen. Zur Unterstützung können Sie bei einer starken Dehnung Blöcke unter die Knie legen. Wenn Sie Probleme im unteren Rücken oder mit dem Ischias haben, können Sie sich auf eine gerollte Decke setzen. Bei Problemen im Nacken, können Sie ein Hilfsmittel unter die Stirn nehmen.

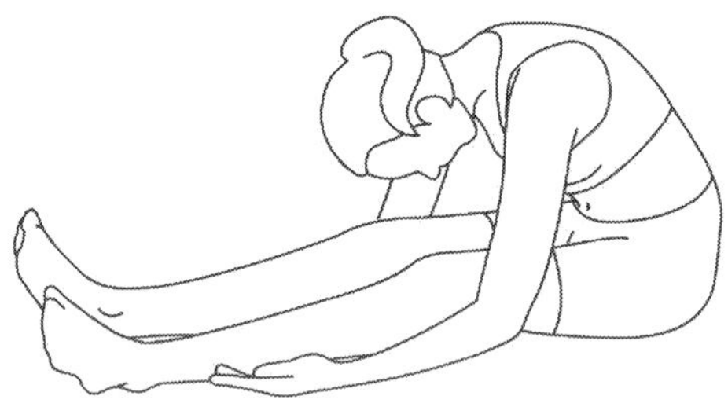

5.5.3 Raupe

Setzen Sie sich auf eine Matte und strecken Sie die Beine aus. Nehmen Sie dabei auf den Sitzbeinhöckern Platz. Lehnen Sie sich über beide Beine nach vorne. Platzieren Sie die Hände neben Ihre Beine, die Handflächen zeigen dabei nach oben.

Verlassen Sie nach drei Minuten die Position langsam und nehmen Sie dabei die Hände zur Hilfe.

Varianten

- Verschränken Sie die Arme unter die Knie oder legen Sie eine gerollte Decke darunter.
- Legen Sie ein Bolster zwischen Oberkörper und Beine.

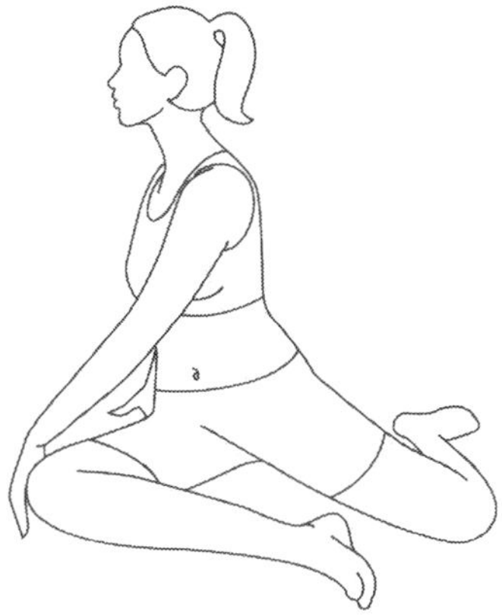

5.5.4 Reh

Nehmen Sie eine sitzende Position ein, stellen Sie Ihre Füße vor sich auf und senken Sie Ihre Knie nach rechts. Bewegen Sie die Beine so, dass das rechte Schienbein zum vorderen Mattenrand parallel liegt. Das hintere Bein winkeln Sie nach hinten ab. Drehen Sie sich mit aufrechten Rücken nach rechts, platzieren Sie Ihre linke Hand am rechten Knie und legen Sie Ihre linke Hand hinter sich. Atmen Sie langsam, ohne Druck, in die Dehnung. Lassen Sie das Kinn über dem Brustbein. Nach drei Minuten bewegen Sie sich vorsichtig wieder zurück.

Varianten:

- Bewegen Sie den Oberkörper komplett nach rechts und legen Sie ihn auf den Boden oder alternativ auf einem Bolster ab.
- Dehnen Sie sich noch mehr, indem Sie das hintere Bein weiter nach hinten schieben.

Als Ausgleich können Sie sich in der Ausgangsposition mattenweit hinstellen und die Knie vorsichtig von links nach rechts senken.

In der Übung sollten keine Knieschmerzen auftreten. Bei Bedarf können Sie sich eine Decke unter Ihre Knie legen.

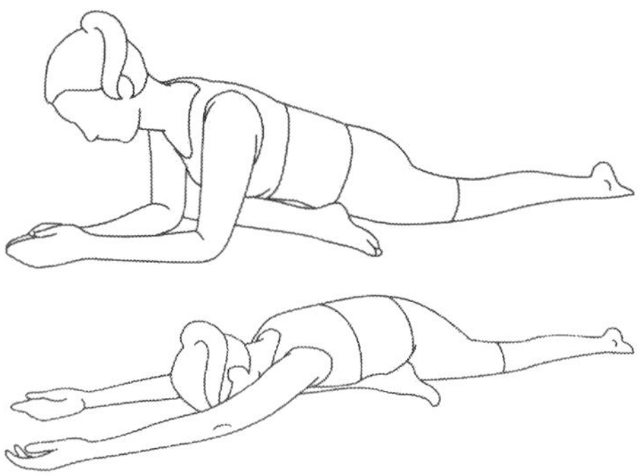

5.5.5 Schwan

Gehen Sie in den Vierfüßler-Stand. Gehen Sie mit Ihrem rechten Fuß nach vorne. Bewegen Sie anschließend Ihren Fuß nach links und legen Sie Ihr Knie oder den Unterschenkel ab. Das Knie ist hierbei außerhalb der rechten Hüfte und der Fußrücken ist am Boden. Das linke Bein geht gestreckt nach hinten, legen Sie auch hier den Fußrücken ab, wenn es angenehm für Sie ist. Den vorderen Fuß können Sie nah in Richtung des Schambeins bringen, achten Sie darauf, wie weit Sie gehen können. Es besteht eine Öffnung in der Hüfte.

Halten Sie den Oberkörper lang und beugen Sie sich auf Ihre Unterarme. Sie können sich auch ganz ablegen.

Wenn Sie sich ganz abgelegt haben, beugen Sie sich nach drei Minuten auf die Unterarme und drücken Sie sich danach langsam nach oben.

Varianten

- Für eine stärke Rückenbeugung können Sie ein Yogabolster unter den Oberkörper legen.
- Falls Sie ein Ungleichgeweicht im Becken haben, schieben Sie einen Block, eine Decke oder ein Yogabolster unter die rechte Gesäßhälfte
- Verändern Sie den Winkel Ihres Knies

Als Ausgleich können Sie im Vierfüßler-Stand die Wirbelsäule in Katze und Kuh bewegen. Üben Sie danach die andere Seite.

Haben Sie Probleme mit dem Knie oder Hüfte wählen Sie eine sanftere Variante.

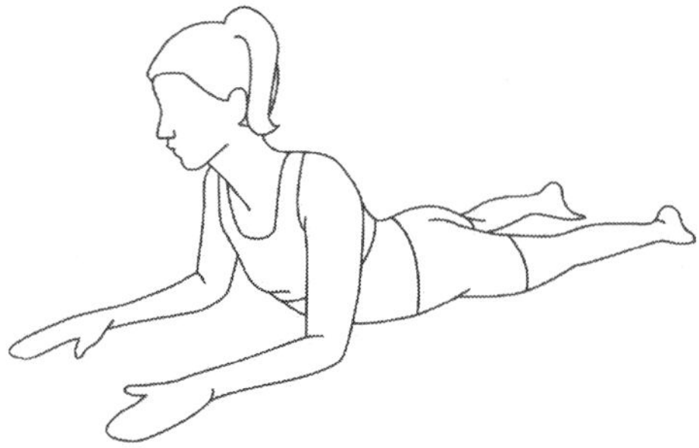

5.5.6 Sphinx

Auf den Bauch liegend bringen Sie die Unterarme im rechten Winkel vor sich. Bewegen Sie Ihre gestreckten Beine nach hinten und entspannen Sie in der Oberschenkelmuskulatur und den Gesäßmuskeln. Sie können die Zehen aufstellen, um den Rücken zu entlasten.

Halten Sie den Kopf gerade, wenn es sich für die Halswirbelsäule besser anfühlt, können Sie das Kinn später auch sinken lassen. Halten Sie nicht mehr als drei Minuten.

Bewegen Sie sich langsam wieder zum Boden, und bleiben Sie für eine kurze Weile dort. Nach Bedarf können Sie Ihr Becken nach links und rechts bewegen oder die Beine angewinkelt nach links und rechts senken.

Varianten:

- Schieben Sie die Unterarme so sehr nach vorne, dass Sie auf den Rippen aufliegen. Die Ellenbogen bewegen Sie nach außen.
- Wenn Sie die Vorderseite stärken dehnen und eine stärke Rückenbeugung möchten, schieben Sie Ihre Hände ein wenig weiter nach vorn und halten Sie Ihre Arme gestreckt.
- Legen Sie Ihren Oberkörper auf ein Bolster.

Als Ausgleich können Sie sich auf Ihre Hände setzen, mit Druck den Oberkörper anheben und Ihr Gesäß Richtung Fersen schieben. Die Knie sind mattenweit und die großen Zehen bewegen sich. Lassen Sie Ihr Becken langsam auf die Fersen sinken.

Sollten Sie einen Bandscheibenvorfall oder anderen Probleme mit dem Rücken haben, trainieren Sie sehr vorsichtig. Sollten Sie Schmerzen haben, verlassen Sie die Position sofort wieder.

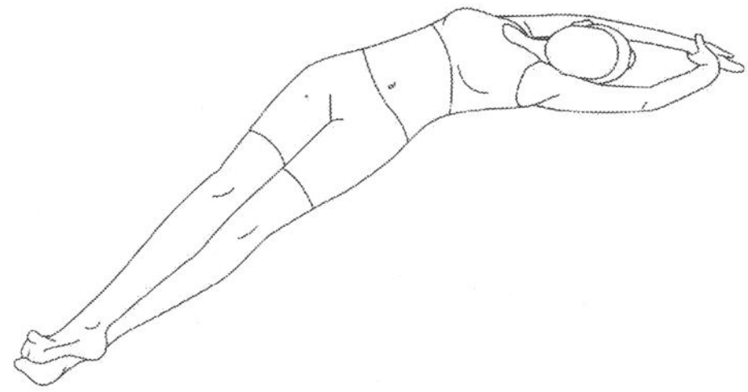

5.5.7 Halbmond

Strecken Sie auf dem Rücken liegend Ihre Beine und Arme nach hinten aus. Bewegen Sie Ihre geschlossenen Beine nach links. Bewegen Sie sich mit Ihrem Oberkörper und Armen auch nach links und ergreifen Sie mit Ihrer linken Hand das andere Handgelenk.

Atmen Sie in die rechte Körperseite und genießen Sie die Streckung.

Bleiben Sie für mindestens drei Minuten in der Position. Kehren Sie dann langsam zurück und spüren Sie die Bewegungen.

Danach üben Sie die andere Seite.

Varianten:

- Legen Sie den linken auf den rechten Fuß und umgekehrt und spüren Sie, wie sich die Dehnung verändert.

Sollten Sie Probleme mit der Halswirbelsäule oder dem Rücken haben, trainieren Sie vorsichtig.

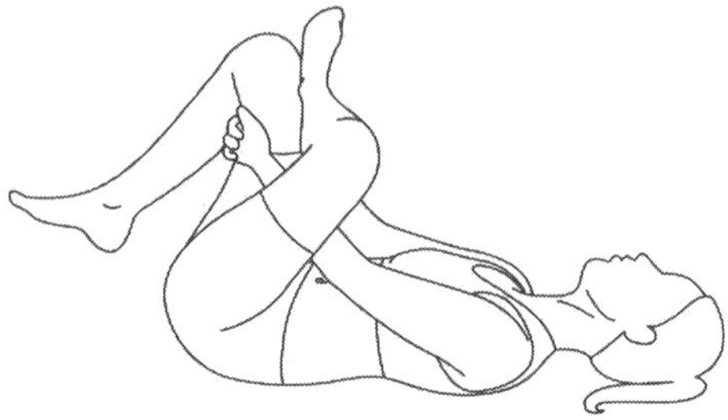

5.5.8 Nadelöhr

Stellen Sie auf dem Rücken liegend Ihre Füße auf. Starten Sie mit Ihrer rechten Seite und legen Sie Ihren rechten Fußknöchelneln auf das linke Knie. Ziehen Sie den linken Oberschenkel heran, indem Sie hinter ihn greifen. Sie können dabei Ihren Oberkörper anheben, und ihn hinterher wieder ablegen.

Steuern Sie mit Ihrem rechten Arm die Dehnung. Je mehr Sie ihn hinter das Knie oder Oberschenkel drücken, desto stärker wird die Dehnung in der Hüfte. Atmen Sie in die Dehnung. Nach drei Minuten lösen Sie sich vorsichtig aus der Dehnung.

Als Ausgleich können Sie mit den Füßen mattenweit wandern und die Knie zueinander bewegen. Trainieren Sie danach die andere Seite.

Varianten:

- Für eine stärke Dehnung greifen Sie hinter das Schienbein und ziehen Sie das Bein näher heran.
- Wenn Sie Schwierigkeiten haben, den Oberschenkel heranzuziehen, können Sie den Fuß aufgestellt lassen.

Wenn Sie Knieprobleme haben, aktivieren Sie die Füße und Zehen oder stellen Sie das linke Bein auf.

6. Pranayama - Die Atemübungen des Yogas

6.1 Was ist Pranayama?

Die Atem-Übungen beim Yoga werden meist unterschätzt. Hier erfahren Sie, was Sie über Pranayama wissen müssen, die wichtigsten Übungen und auf welche Art sie wirken sowie die Geschichte des Pranayama.

Die Atemübungen im Yoga, die als Pranayama bezeichnet werden, wurden lange unterschätzt. Neben den Körperhaltungen, den Entspannungsübungen und den Meditationspraktiken wirken sie oftmals nur wie ein Zubehör, das nicht unbedingt benötigt wird.

Dabei spielt der Atem im Gesamtsystem des Menschen eine wichtige Rolle. Die Art der Atmung hat nicht nur Auswirkungen auf den Körper, sondern spielt auch in unserer Psyche eine massive Rolle.

Wir atmen ca. 25.920 Mal am Tag. Darüber nehmen wir Sauerstoff auf, aus Sicht eines Yogis aber auch Lebensenergie. Viele Menschen atmen zu flach. Der Grund dafür sind eine schlechte Körperhaltung, Verspannungen, Stress und schädliche Angewohnheiten. Sie erhalten somit zu wenig Sauerstoff, was zur schnelleren Ermüdung und Erschöpfung führt.

Wirkung von Pranayama

Die Atemübungen im Yoga helfen Ihnen dabei, zu einer natürlichen Atmung zurückzukehren. Der Begriff ist zusammengesetzt aus „Prana", was Energie bedeutet und „Ayama", was Kontrolle heißt. Sie lernen mit den Übungen,

Ihren Atem bewusst wahrzunehmen und ihn zu steuern. Die Lebensenergie wird damit aktiviert und in Fluss gebracht.

Das klingt vielleicht abstrakt und nach Esoterik, funktioniert aber.

Wenn Sie schon einmal bei einem Streit einige tiefe Atemzüge getan haben und ruhig ein- und ausgeatmet haben, wissen Sie, was die Atmung ausrichten kann. Sie denken wieder klarer, Stress und Überforderung verringern sich und Ihr Herzschlag beruhigt sich. Wenn schon tiefe Atemzüge so eine Kraft haben, können Sie sich denken, wie wirkungsvoll präzise Atemzüge sein können.

Die Atemübungen helfen gegen Stress und sorgen für Energieschübe, die nicht durch Kaffee oder Matcha-Tee erreicht werden können. Fast alle Atemübungen haben eine entgiftende Wirkung und es gibt auch eine, die Ihre Verdauung in Schwung bringt und Ihre Bauchmuskeln stärkt. Zudem können bestimmte Atemübungen Allergien oder Asthma heilen.

Was sind die Gründe für die positiven Effekte der Atemübungen auf Körper und Geist?

Die Wirkung erklärt sich vorrangig durch den Effekt des Atems auf das Nervensystem.

- Bei beruhigenden und ausgleichenden Atemübungen liegt der Fokus auf einer langen Ausatmung. Dadurch wird der Parasympathikus aktiviert, der Teil im Nervensystem, der den Blutdruck und die Herzfrequenz senkt. Bei einem aktiven Parasympathikus sind wir entspannt und dies sorgt für eine Regeneration und Heilung des Körpers.
- Bei aktivierenden und anregenden Atemübungen liegt der Fokus auf der Einatmung und der Sympathikus

wird aktiviert. Dieser sorgt für eine höhere Herzfrequenz und einen höheren Blutdruck, was dazu führt, dass wir wach werden und leistungsfähig sind.

Durch die Atmung können wir die Kommunikation zwischen Körper und Geist kontrollieren.

Atemübungen können aber noch mehr:

- Wenn Sie regelmäßig üben, entspannen Sie den ganzen Atemapparat, was dazu führt, dass Sie auch im Alltag wieder zu einer tieferen und entspannteren Atmung kommt. Das wirkt sich positiv auf unser Nervensystem aus und führt insgesamt zu einer inneren Grundhaltung, die entspannt ist.
- Durch die Atem-Übungen kann die Lungenkapazität erweitert werden. Arbeiten Sie mit Übungen, wie das Anhalten der Luft, tiefes Einatmen in die Brust und weiteren Techniken, welche den Brustraum ausdehnen.
- Wenn Sie tief ausatmen, entgiften Sie.

Seien Sie vorsichtig bei fortgeschrittenen Atemübungen.

Fortgeschrittene Atemübungen und welche, die stark aktivieren, sollten nur unter Anweisung eines Lehrers von fortgeschrittenen Yogis praktiziert werden. Sie könnten sonst Kreislaufprobleme bekommen, die von leichtem Schwindel bis zur Übelkeit und Ohnmacht führen können. Es können auch Schwitzen und Zittern auftreten.

Als Raucher sollten Sie keine Atemübungen ausführen, da die Tabakpartikel durch starkes Einatmen tiefer in die Bronchien geraten können. Sanfte und leichte Atemübungen, sind dagegen für fast alle geeignet.

Bei allen Atemübungen soll der Atem frei fließen und entspannt kontrolliert werden. Sollten Sie Verspannungen in den Muskeln des Atemapparats verspüren oder falls Sie Probleme beim Atem anhalten haben, beenden Sie achtsam die Übung oder verringern Sie die Intensität. Wenn auf den Atemapparat zu viel Druck ausgeübt wird, wirkt die Atemübung nicht mehr positiv, sondern die Atmung wird verspannt und unnatürlich, was eher eine negative Auswirkung auf den Körper und die Psyche hat.

6.2 Die wichtigsten Grundatmungsarten

6.2.1 Bauchatmung

Dies ist eine Atmung für den Alltag und wird auch Zwerchfellatmung genannt. Technik: Beim Einatmen strecken Sie den Bauch hinaus und beim Ausatmen ziehen Sie ihn wieder hinein. Beide Atmungen sollten drei bis vier Sekunden dauern. Sie können diese Übung in jeder Position machen.

6.2.2 Lungenspitzenatmung

Diese Atmung wird auch als Schlüsselbeinatmung oder Hohe Atmung bezeichnet. Technik: Der Brustkorb hebt sich an, wenn Sie in die oberen Lungenbereiche einatmen. Der Brustkorb senkt sich wieder, wenn Sie ausatmen. Dabei wird die Lunge vollständig geleert.

6.2.3 Brustatmung

Die Atmung konzentriert sich hier auf den Brustraum. Technik: Der Brustkorb dehnt sich beim Einatmen aus und beim Ausatmen senkt er sich wieder. Mit Hilfe der Zwischenrippenmuskeln weitet sich der Brustkorb und beim Ausatmen wird er enger.

6.2.4 Vollständige Yoga-Atmung

Diese Atemtechnik eignet sich bei anstrengender körperlicher Bewegung oder wann sonst mehr Sauerstoff benötigt wird. Technik: Beim Einatmen strecken Sie den Bauch hinaus und dehnen die Brust aus. Beim Ausatmen ziehen Sie die Brust und den Bauch hinein. Es soll eine fließende Bewegung sein, bei der die Ausatmung doppelt so langsam wie die Einatmung sein kann.

6.2.5 Kevala Kumbhaka

Diese Atemübung wird auch als meditativer Atem bezeichnet. Technik: Atmen Sie vier Sekunden ein und genauso lang wieder aus. Atmen Sie so wenig Luft wie möglich aus.

Kevala Kumbhaka eignet sich gut, wenn Sie sich und Ihren Geist beruhigen möchten. Sie können sich hiermit auch auf die Meditation vorbereiten oder tiefer in die Meditation hineinkommen.

6.2.6 Aufladeübung im Stehen

Mit dieser Atemübung können Sie Ihre Energie und Lichtkraft aufladen. Technik: Beugen Sie die Knie ein wenig und legen Sie Ihre Hände unter den Bauchnabel. Heben Sie beim Einatmen die Hände und falten Sie diese über dem Kopf. Halten Sie die Luft an und gehen Sie erst nach rechts, dann nach links, danach bewegen Sie die Handflächen nach außen. Atmen Sie anschließend aus und senken die Arme. Falls Sie zu Schwierigkeiten mit dem Kreislauf oder Bluthochdruck neigen, atmen Sie nur zu dreiviertel ein. Ansonsten können Sie vollständig einatmen. Führen Sie die Übung einige Runden im eigenen Rhythmus durch und laden Sie sich auf. Verteilen Sie die Energie im gesamten Körper und stellen Sie sich vor, das Energiefeld beim Ausatmen weit zu machen. Wenn Sie die Übung abgeschlossen haben, bleiben Sie noch kurz ruhig stehen und spüren Sie die Energie.

7. Das 30 Minuten Yoga Workout für Zuhause

Nun wissen Sie alles über Yoga, was Sie wissen müssen und wollen wahrscheinlich gleich loslegen. Das ist mit diesem 30-minütigen Power Yoga Workout problemlos möglich.

Folgendes beinhaltet das Training:

Kinderhaltung - Fünf Atemzüge (Ein Atemzug bedeutet vollständiges Ein- und Ausatmen.)

Abwärtsgerichteter Hund - 5 bis 6 Atemzüge

Stehende Vorwärtsbeuge - 5 bis 6 Atemzüge

Sonnengruß A - 3 Wiederholungen

Liegestütze - 10 bis 15 Sekunden

Trizeps Liegestütze - 3 Wiederholungen

Aufwärtsgerichteter Hund - 1 voller Atemzug

Squat - 1 Minute

Reiterpose - 12 Wiederholungen auf jeder Seite

Garuda - 12 Wiederholungen auf jeder Seite

Halbes Happy Baby mit angewinkelten Bein - 16 Wiederholungen

Gehobene Winkelhaltung - 8 Wiederholungen

Schulteröffnung an der Wand - 10 Wiederholungen

Krokodilhaltung - 20 Wiederholungen abwechselnd auf beiden Seiten

Beinheben - 12 Wiederholungen

Sonnengruß - 30 Sekunden auf jeder Seite

Zurückgelehnte Drehung - 30 Sekunden

Savasana - 30 Sekunden bis 2 Minuten

So machst du die Züge:

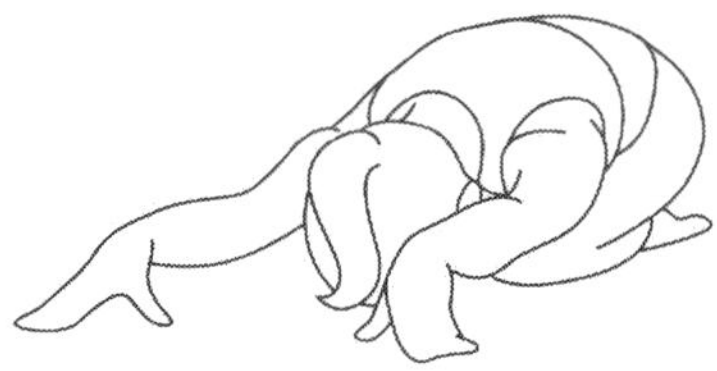

1. Kinderhaltung - 5 Atemzüge

Setz dich mit deinen Knien hüftbreit auseinander auf deine Matte. Deine Füße sind aneinander liegend hinter dir. Atme tief ein. Beim Ausatmen legst du deinen Oberkörper über deine Oberschenkel. Versuche deinen Hals und deine Wirbelsäule zu verlängern, indem du deine Rippen von deinem Steißbein und die Kopfkrone von deinen Schultern wegziehst. Lege deine Stirn auf den Boden, deine Arme sind dabei ausgestreckt. Halte die Position für fünf Atemzüge oder mehr.

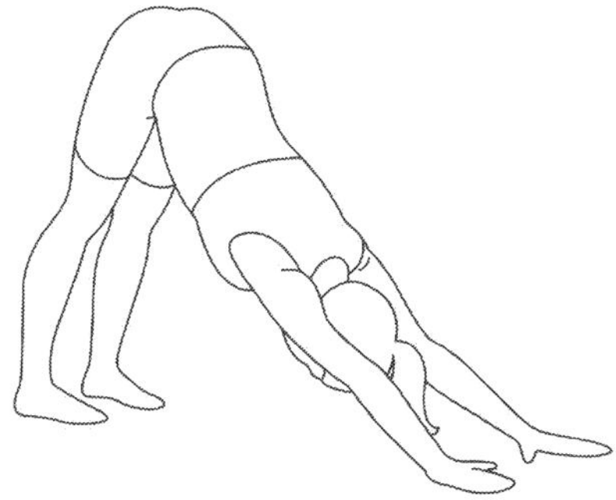

2. Abwärtsgerichteter Hund - 5 bis 6 Atemzüge

Halte deine Hände von der Kinderhaltung auf dem Boden, setze dich auf deine Knie und hebe dann deinen Hintern und drücke dich zurück in den abwärtsgerichteten Hund.

Spreize deine Finger. Strecke die Beine und senke die Fersen in Richtung Boden.

Entspanne deinen Kopf zwischen deinen Armen und lenke deinen Blick durch deine Beine oder nach oben auf deinen Bauchnabel.

Halte die Position für mindestens fünf oder sechs Atemzüge.

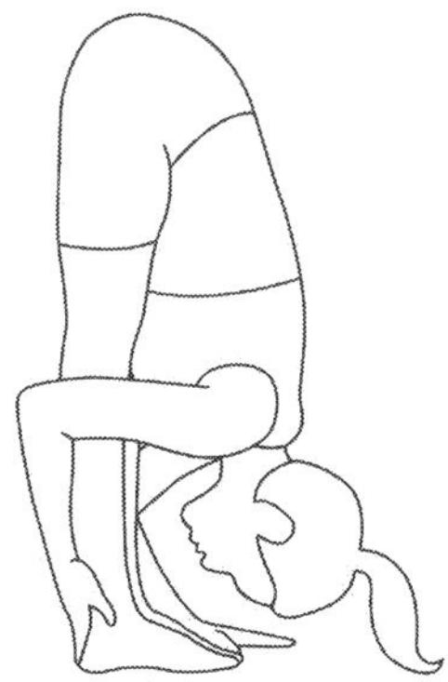

3. Stehende Vorwärtsbeuge - 5 bis 6 Atemzüge

Tritt vom abwärtsgerichteten Hund langsam auf die Matte. Stehe mit deinen Füßen schulterbreit auseinander. Strecke deine Beine so weit wie möglich aus (Du kannst sie leicht gebeugt halten, wenn es dir angenehmer ist) und lasse deinen Oberkörper herunterhängen. Lege dein Kinn auf deine Brust, entspanne deine Schultern und strecke die Krone deines Kopfes auf den Boden, um eine lange Wirbelsäule zu schaffen. Verschränke deine Arme. Halte für fünf bis sechs Atemzüge.

4. Erste Hälfte von Sonnengruß A - 3 Wiederholungen

Stehe aufrecht mit den Füßen zusammen, die Arme nach oben ausgestreckt. Bringe deine Hände zusammen und runter zu deiner Brust, während du dich vorbeugst, beuge deine Knie leicht, während du deinen Kopf nach unten zu deinen Knien bringst. Strecke deine Beine und lege deine Fingerspitzen auf den Boden. Heben deine Brust ein wenig und bringe deinen Kopf in eine Linie mit deiner Wirbelsäule. Senke deinen Hintern und bringe deine Knie zu deinem Gesicht. Verlagere dein Gewicht auf deine Zehen und strecke deine Wirbelsäule. Lege deine Fersen zurück auf den Boden, hebe deinen Hintern und stell dich direkt in die Berghaltung. Mach das dreimal. Beim dritten Mal, anstatt am Ende wieder aufzustehen, platziere deine Füße hinter dir und gehe in die Liegestützposition. (Mehr dazu als nächstes.)

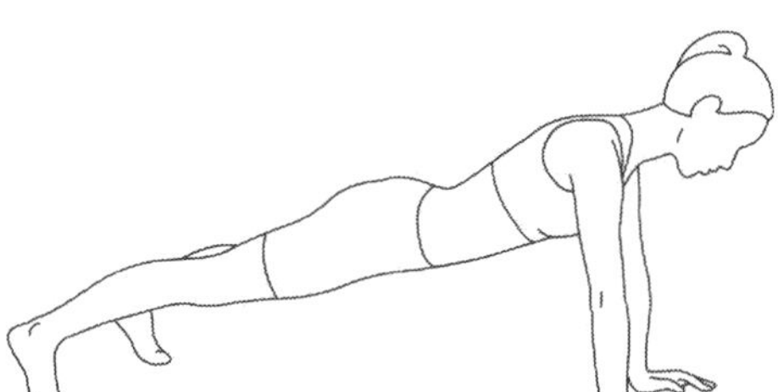

5. Liegestütze - 10 bis 15 Sekunden

Platziere deine Hände auf den Boden direkt unter den Schultern und strecke deine Arme durch. Strecke deine Beine hinter dich und drücke sie durch. Schaue auf den Boden, um deinen Nacken in Einklang mit deiner Wirbelsäule zu halten. Halte diese Position für 10 bis 15 Sekunden.

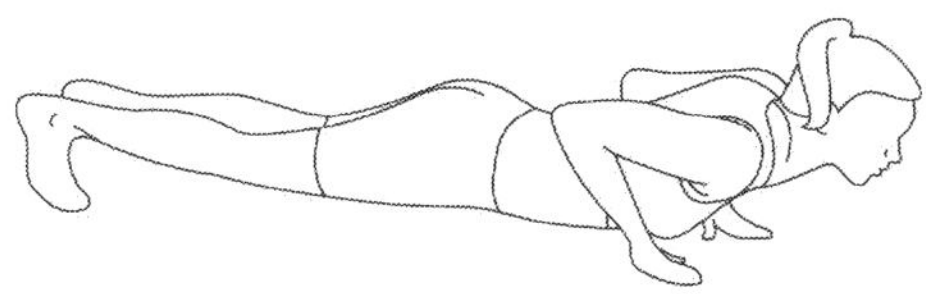

6. Trizeps-Liegestütze

Trizeps-Liegestütze sind wirklich schwer. Die Trizeps sind die kleinen Muskeln auf den Rückseiten unserer Arme, und sie sind normalerweise viel schwächer als die Brust- und Rückenmuskeln, die du verwendest, um einen Liegestütz zu machen.

Stelle die Knie von den Liegestützen in einer modifizierten Liegestützposition auf den Boden. Lege deine Hände etwas näher als schulterbreit auseinander. Wenn du dich senkst und wieder aufrichtest, halte deine Ellbogen nahe an deinem Oberkörper. Stelle sicher, dass du deinen Trizeps verwendest, um die Bewegung einzuleiten. Mache drei Wiederholungen. Nach der dritten, falle mit den Hüften auf den Boden und steige ein in den aufwärtsgerichteten Hund. (Weitere Informationen in der nächsten Übung)

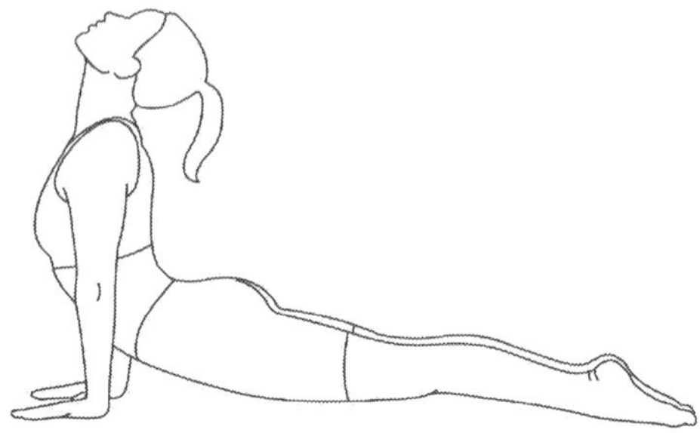

7. Aufwärtsgerichteter Hund - 1 voller Atemzug

Ziehe deine Hüften aus der modifizierten Liegestützposition auf den Boden und halte deine Brust hoch. Drücke mit deinen Armen, um deine Oberschenkel von der Matte zu heben. Halten dies einen ganzen Atemzug lang, und drücke dann ein paar Atemzüge lang zurück in den abwärts gerichteten Hund, um deinen Körper zurückzusetzen.

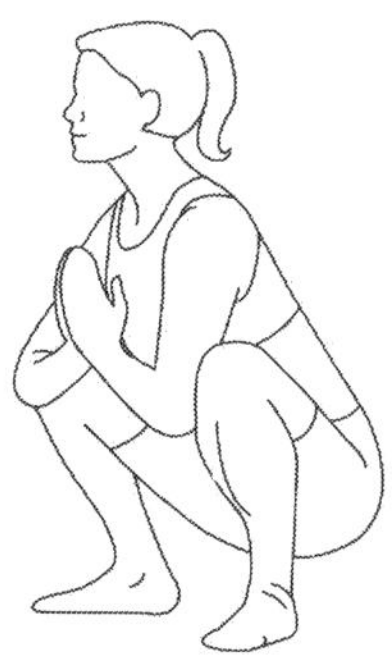

8. Squat - 1 Minute

Gehe auf der Matte in die Hocke soweit du kannst, die Füße sind dabei hüftbreit. Verlagere nun dein Körpergewicht auf dein Becken, es soll entspannt herunter hängen. Lege die Ellenbogen an die Innenseite der Knie, die Handflächen nehmen eine Gebetshaltung ein. Drücke die Beine mithilfe der Arme leicht auseinander. Die Hüfte soll sich öffnen und die Schulterblätter nach hinten ziehen. Schiebe dein Steißbein

Richtung Boden, damit der untere Rücken lang bleibt. Schaue nach vorne. Halte die Position für ein paar Atemzüge und kehre danach in den Stand zurück. Wiederhole die Übung.

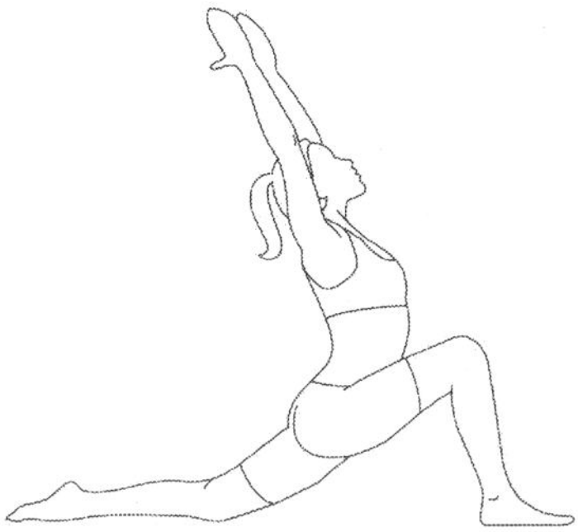

9. Reiterpose - 12 Wiederholungen auf jeder Seite

Stelle dich mit leicht gespreizten Beinen hin. Schaue nach vorne, die Schultern nehmen eine entspannte Haltung ein. Atme in ruhigen und tiefen Zügen ein. Drehe deinen Körper und die Füße nach links, wenn du ausatmest. Beuge die Knie soweit, dass es dir möglich ist, mit deinen Fingerspitzen auf den Boden neben deinen linken Fuß zu kommen. Deinen rechten Unterschenkel legst du inklusive Fuß auf den Boden ab. Das Gewicht liegt auf den linken Fuß sowie rechten Unterschenkel. Tätige ein paar Atemzüge und richte die ganze Zeit den Blick nach vorne. Du kannst die Position so lange halten, wie es dir angenehm ist. Kehre in die ursprüngliche Position zurück und trainiere die andere Seite.

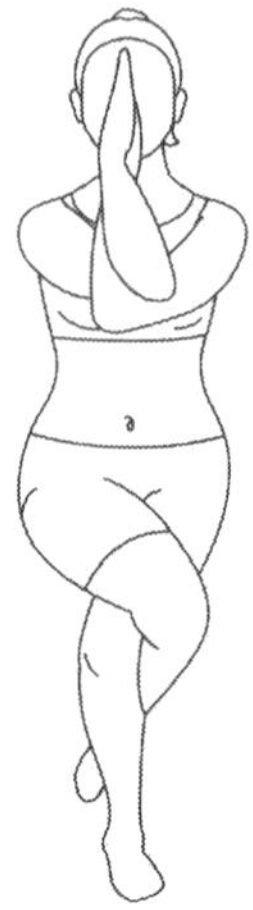

10. Garuda- 12 Wiederholungen auf jeder Seite

Sitze bequem und aufrecht. Beuge deine Arme und auch deine Finger. Lege deinen rechten Arm über den anderen, die Ellenbogen sollen übereinander kommen. Bringe die Handflächen zueinander, sofern dir dies möglich ist. Sei weiterhin aufgerichtet und ziehe die Ellenbogen vorsichtig nach unten. Bleibe ein paar Atemzüge in der Position und wechsel dann die Seite.

Der Atem soll in die Rückseite deiner Schultern gerichtet werden und wenn du ausatmest, ziehe deinen Ellenbogen Richtung Bauchnabel.

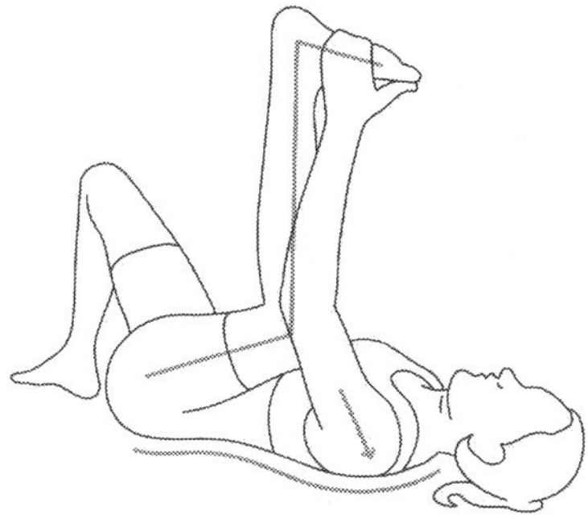

11. Halbes Happy Baby mit angewinkelten Bein - 16 Wiederholungen

Stelle in einer bequemen Rückenlage die Füße vor dem Po auf. Ziehe anschließend den rechten Fuß an dich heran und greife mit deiner rechten Hand innen am Knie vorbei an die gleiche Fußaußenseite. Die Ferse soll sich dabei über dem Knie befinden.

Sei im unteren Rücken entspannt. Beim Ausatmen ziehe das rechte Knie zur rechten Achselhöhle. Entspanne in den Hüften sowie dem unteren Rücken. Wechsel nach zehn Atemzügen auf die andere Seite.

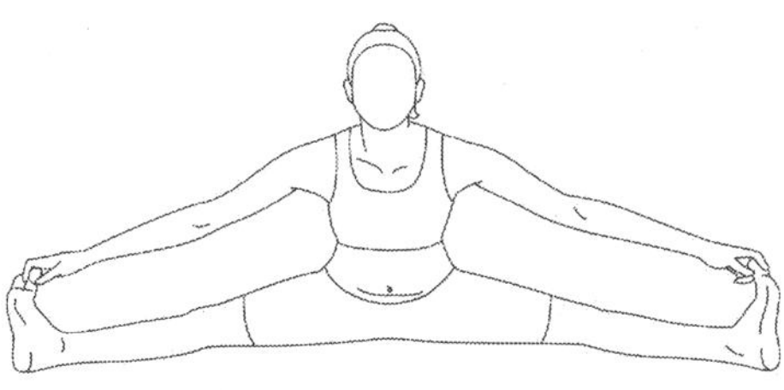

12. Gehobene Winkelhaltung - 8 Wiederholungen

Setze dich auf die Matte und strecke die Beine aus. Spreize die Beine, bis du in einer Dehnung bist. Halte dein Becken stabil. Lege deine Hände neben das Gesäß. Schiebe deine Fersen auseiander, so dass du in den Waden eine Dehnung spürst. Die Füße bleiben aufrecht. Richte dich auf, indem du deine Wirbelsäule hoch ziehst. Atme ein paar Mal ein und aus. Sinke nun langsam nach vorn, halte den Rücken dabei gerade. Schaue nach unten, lege die Hände entweder auf den Boden zwischen den Beinen oder platziere sie auf den Beinen. Fühle die Dehnung. Nach ein paar Atemzügen kehrst du zur ursprünglichen Position zurück.

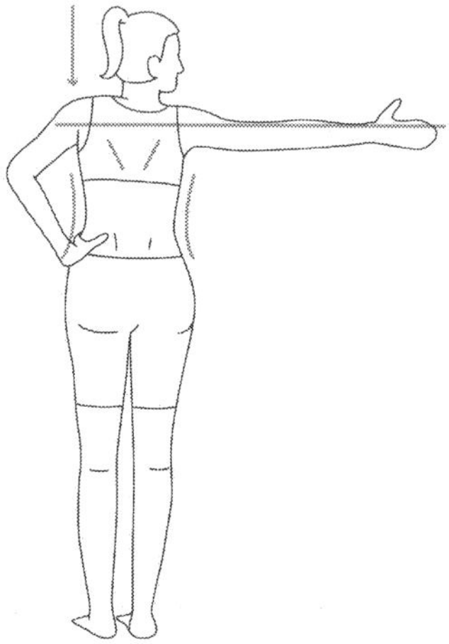

13. Schulteröffnung an der Wand - 10 Wiederholungen

Stelle dich in einem festen Stand an die Wand und strecke den rechten Arm seitlich aus. Schultern, Hand und Ellenbogen sollen dabei eine Linie bilden. Platziere deine linke Hand an die gleiche Hüfte. Drehe dich auf den Fersen vorsichtig zur linken Seite, deine rechte Schulter soll dabei Kontakt zur Wand halten.

Drehe dich weiter, bis du deine Dehngrenze spürst. Bewege deine Schultern nach unten hinten, die Schulterblätterspitzen sind zueinander gerichtet. Strecke jetzt auch deinen anderen Arm zur Seite aus. Atme in die Öffnung.

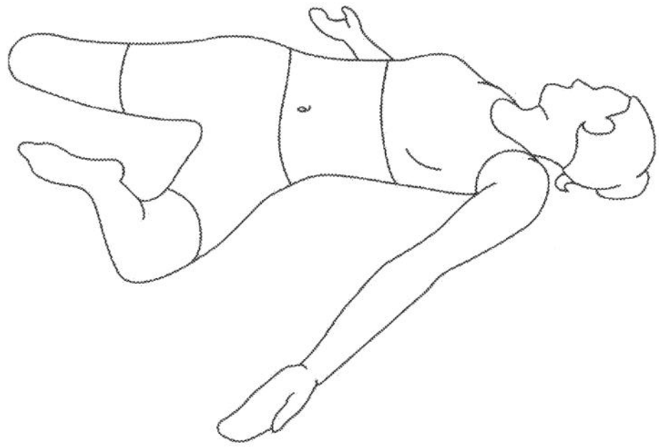

14. Krokodilhaltung - 20 Wiederholungen pro Seite

Stelle auf dem Rücken liegend die Füße vor dem Po auf. Hebe dein Becken ein wenig an, bewegen es circa zehn Zentimeter nach links und kehre danach in die ursprüngliche Position zurück. Ziehe das Knie zum Brustkorb und lasse die Beine nach rechts sinken. Lege dann die Beine ab.

Bewege die Arme nach außen und drehe den Kopf vorsichtig nach links. Senke deine Schultern zum Boden.

Atmen in deine linke Körperhälfte und lege beim Ausatmen das Körpergewicht auf den Boden.

Trainiere, nachdem du diese Position für zehn Atemzüge gehalten hast, die andere Seite.

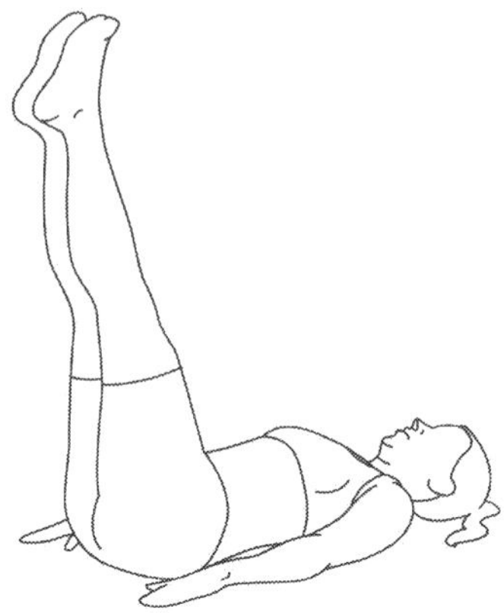

15. Beinheben - 12 Wiederholungen

Lege dich auf deinen Rücken, die Arme an deinen Seiten, nehme die Beine zusammen und strecke diese zum Himmel. Halte deinen unteren Rücken auf der Matte und senke deine Füße langsam und kontrolliert zu Boden. Halte die Beine ein paar Zentimeter über dem Boden. Wenn du es in deinem Hüftbeuger spürst, drehe die Zehen ein wenig nach außen. Du kannst auch versuchen, deine Hände unter deine Hüften für zusätzliche Unterstützung zu platzieren, wenn sich dein unterer Rücken immer wieder vom Boden hebt. Mache zwölf Wiederholungen. Wenn du ein Bein nach dem anderen machst, mache sechs Wiederholungen auf jeder Seite.

16. Sonnengruß - 30 Sekunden auf jeder Seite

Zeit für die Abkühlung! Diese Pose ist ideal, um deine Gesäßbacken und -seiten zu strecken.

Leg dich auf deinen Rücken.

Lege deinen linken Fuß über deinen rechten Oberschenkel und beuge dein rechtes Knie.

Halte die Rückseite deines rechten Beines und ziehe es sanft zu deiner Brust.

Wenn du eine angenehme Dehnung fühlst, halte die Position für 30 Sekunden.

Seiten wechseln und wiederholen.

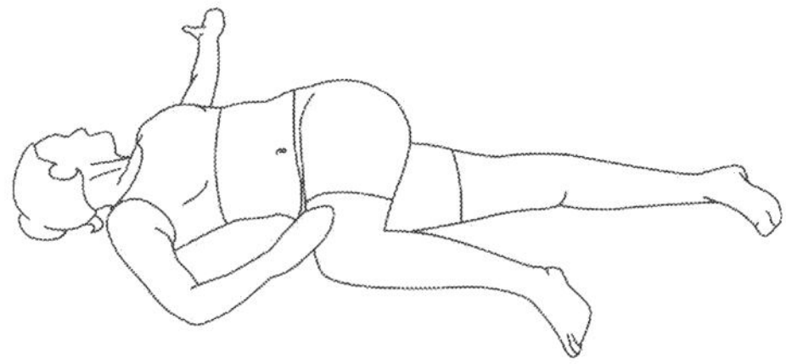

17. Zurückgelehnte Drehung - 30 Sekunden

Leg dich auf deinen Rücken. Bringe deine Knie in Richtung deiner Brust und lass sie dann auf eine Seite fallen, wobei deine Knie und Hüften in einer Linie bleiben.

Halten deine Schultern auf der Matte, die Brust ist zur Decke gerichtet. Drehe deinen Kopf auf die gegenüberliegende Seite wie deine Beine, und strecke diesen Arm aus.

Halte die Position für 30 Sekunden und trainiere danach die andere Seite.

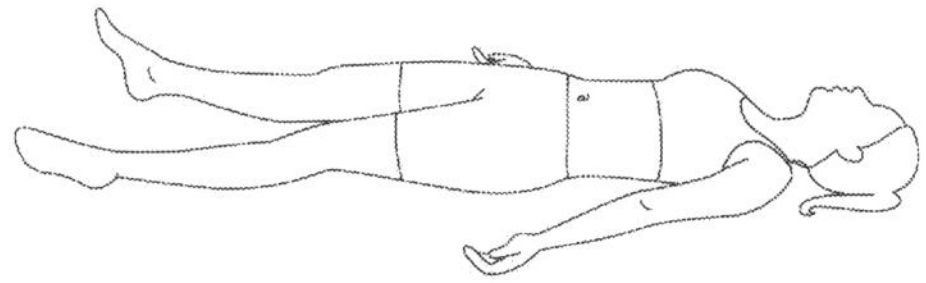

18. Savasana - 30 Sekunden bis 2 Minuten

Leg dich mit ausgestreckten Armen und Beinen auf den Rücken.

Schließe deine Augen. Entspanne.

Schlusswort

Nun kennen Sie alle Bereiche, die im Yoga wichtig sind. Sie wissen, welche Bereiche Yoga umfasst und wie es einen positiven Einfluss auf Ihr Leben nehmen kann. Sie wissen, dass Sie Ihren Körper vor einer Yoga Übung herunterfahren sollten und jede Yogaeinheit mit der Entspannung abschließt. Alle Themengebiete können noch eingehender besprochen werden, aber für Anfänger ist dieses Buch ideal. Sollten Sie noch tiefer gehende Fragen haben, besuchen Sie einen oder mehrere Yoga Kurse und tauschen Sie sich mit erfahrenen Yogis aus.

Sie haben wahrscheinlich schon die ersten Übungen ausprobiert, um herauszufinden, welche Praktiken am besten zu Ihnen passen. Mit dem Workout wird es Ihnen leichtfallen, einmal eine gesamte Trainingseinheit zu Hause auszuprobieren. Es erleichtert Ihnen auch den Einstieg, um gleich zu beginnen. Ich hoffe, Sie konnten dadurch Ihren Kopf frei bekommen und sich gleichzeitig ein wenig auspowern. Yoga ist unheimlich vielseitig.

Vielleicht haben Sie einmal Fehler gemacht oder sind an Ihre Grenzen gekommen. Das ist kein Problem, denn genau darum geht es im Yoga, diese zu erkennen und sie zu akzeptieren. Machen Sie einfach weiter, finden Sie heraus, welche Übungen Ihnen gut tun und lernen Sie sich ganz neu kennen. Es gibt keine Erwartungen, die erfüllt werden müssen. Wenn Sie sich daran halten, werden Sie erstaunt sein, was Sie erreichen können.

Ich freue mich, dass Sie das Buch bis zum Ende gelesen haben und wünsche Ihnen weiterhin viel Spaß mit den Übungen.

Friede beginnt damit, dass sich jeder von uns jeden Tag um seinen Körper und seinen Geist kümmert.

Thich Nhat Hanh

Media Commerce
c/o Hermine Treitner
Laxenburgerstraße 136/11/5
1100 Wien
Österreich / Austria

Gedruckt/Vertrieben und Verkauft via
Amazon.com, Inc. oder einer Tochtergesellschaft

Printed by Amazon Italia Logistica S.r.l.
Torrazza Piemonte (TO), Italy

39457852R00058